現代日本の医療問題

木下翔太郎

星海社

330

SEIKAISHA SHINSHO

はじめに

皆さんは日本の医療についてどのような印象をもっているでしょうか？

「日本は質の高い医療がどこでも安く受けられて、世界からも評価されている」
「世界と比較して新型コロナウイルスの感染者が多くなかったはずなのにパンデミック時には医療崩壊となっていた。実は海外と比べて日本の医療は脆弱なのではないか」

さまざまな見方があると思いますが、今挙げたのはいずれも日本の医療の一側面です。日本の医療体制は各種指標でみても、世界的に優れたものとみられており、結果として日本が先進国有数の長寿国になったことに貢献してきたとみられています。しかし、コロナ禍《か》において、当初、他国より感染者が少なかったにもかかわらず医療提供体制が苦しい状況になったのも事実です。この一見相反する2つの事象は、直感的に理解しづらいと思います。この背景はやや複雑で、ぱっと説明できる人は多くはないでしょう。

また、昨今、医療をめぐる制度やトレンドは大きく動いており、医療に対してネガティブな見方をする意見も多く見られるようになっています。

「医者が少ないとか、手術ができなくなるとか言われているが果たして本当なのか」
「社会保険料が年々上昇し続けているが、医者が無駄遣いしているせいではないか」
「医学部受験の難度は年々上がっているのに、なぜ海外より研究成果が少ないのか」
「問題の多い自由診療が増えているが、医者のモラルが低下しているのではないか」
「マイナンバーカードの健康保険証利用はトラブルばかりだが、本当に必要なのか」
「デジタル化が進んでいるのにオンライン診療が未だに普及しないのはなぜなのか」
「高額な認知症の治療薬を国費でカバーしたら、国家財政が破綻《はたん》するのではないか」
「医療機関の窓口で支払う自己負担額は、年齢にかかわらず無料にすべきではないか」

こうした世の中の批判に対して、医療側もきちんと応え、医療の信頼を損なわないようにしないといけないと思います。しかし、こうした医療の多岐にわたる問題について、きちんと解説できる医療従事者は多くありません。なぜならこうした問題の多くは、日本の医療がもつ構造的な課題に起因していますが、医師国家試験などの資格試験においてそうした問題が問われるわけではなく、また年々学習すべき疾患《しっかん》・薬などの情報が増え続けているため、こうした問題について学び・考える時間や機会が医療従事者にも少ないのです。

特に昨今始まったマイナンバーカードの健康保険証利用（マイナ保険証）などは、制度も複雑かつ、医療機関や診療科によって実感できるメリットも異なるため、医療関係者の多くも十分に理解できておらず、反対の声を上げる方々もいるなど、混迷を極める状況が続いています。

日本の医療費は、窓口で患者さんが負担する金額だけでなく、国民の皆さんや事業主が負担する健康保険料、そして国庫・地方が負担する公費によって成り立っており、医療の問題はまさに社会全体に影響する問題です。特に近年、健康保険料を含む社会保険料が増加し、国民の負担感が強くなっていることや、今後高齢化によって国民医療費の総額が増大することが確実と見込まれている中において、改めて医療の在り方を見直すべきという機運も高まりつつあります。そのような国民的議論を適切に進めていくためには、現代において起きている事象、生じている課題について正しく理解し、現実的な解決策を考えていく必要があります。

本書はこうした現代日本の医療を取り巻く諸問題について解説する本となっています。

これまでも日本の医療の在り方を語る本や批判する本は多くありましたが、その多くはベテランの医師の先生方が、ご自身の経験をベースに語られているものでした。そうした類書との違いをはっきりさせるため、筆者は、本書で主張・解説する内容について、事前に様々な領域の英文学術雑誌に論考を投稿し、審査・査読を受けて掲載されることを目指しました。結果として、**表1**に示した多数の論考が、英文学術雑誌に掲載されました。これは、筆者の主張する内容が、国内外の医師・研究者からみて、ある程度妥当性を有しており、根拠もあると認められたといえます。

特に、その分野のトップのような一流学術雑誌はエディターによる審査も厳しく、世界中の研究者から投稿されることから競争率も高いため、質の高い・影響力のある内容のものしか掲載されません。そのようなトップジャーナルに、複数の分野にまたがって、自国の医療の現状・課題について多数の論考を発表している研究者はごく一握りです。そのような観点で見れば、本書は、類書にはない特徴をもっているものと考えます。

また、筆者は現在、慶應義塾大学に所属し、社会医学・デジタルヘルスを専門とする研

	掲載雑誌	掲載年月日	概 要	備 考
*1	The Lancet Psychiatry IF: 30.8	2023年9月	日本における睡眠薬・抗不安薬の不適切処方の現状と、その対策としてのマイナ保険証の有用性について	IFは精神医学分野の雑誌276誌中2位
*2	The Lanect IF: 98.4	2023年10月	日本の医学分野における研究力低下の背景として、国立大学法人化、大学勤務医師の研究時間の低下の影響を指摘	IFは総合医学分野の雑誌325誌中1位、掲載後にScience誌から取材
*3	The Lancet Neurology IF: 46.5	2023年12月	日本の認知症政策の変遷や認知症基本法の解説、認知症との共生社会の実現に向けた研究の必要性について	IFは臨床神経内科分野の雑誌186誌中1位
*4	The Lancet Diabetes & Endocrinology IF: 44.0	2024年2月	日本における女性のやせの現状・文化的背景、GLP-1の不適切処方・美容医療の増加に対する対応の必要性について	IFは内分泌代謝学分野の雑誌誌中1位
*5	Journal of Korean Medical Science IF: 3.0	2024年4月	外科系医師の労働環境の悪化を背景とした日本、韓国、中国における美容医療の増加と、その対策の必要性について	韓国最大の医師会が発行、IFは総合医学分野の雑誌325誌中58位
*6	QJM: An International Journal of Medicine IF: 7.3	2024年5月	日本の高齢化に伴う医療需要・医療費の増加に対し、医療需要の抑制、医療資源の適正配置、DX推進が必要と指摘	IFは総合医学分野の雑誌325誌中22位
*7	JMA Journal IF: 1.5	2024年10月	日本の医療における専門分野の偏在対策として医療資源配分のための強制力のある政策の必要性についてなど	日本最大の医師会（日本医師会）が発行
*8	The Lancet Regional Health-Western Pacific IF: 7.6	2024年10月	日本における医薬品不足、製薬会社の不祥事の背景にある薬価政策の見直しの必要性について指摘	公衆衛生学・環境衛生学・労働衛生学分野の雑誌403誌中17位
*9	BioScience Trends IF: 5.7	2024年10月	日本における認知症の増加と生じている金融排除の現状、金融老年学の知見を活かした金融包摂の推進について	生物学分野の雑誌109誌中10位
*10	Global Health & Medicine IF: 1.9	2024年12月	日本における女性医師増加の解説、医師の偏在を加速させている医学部受験競争の過熱の是正の必要性についてなど	国立研究開発法人国立国際医療研究センターが発行

表1　英文学術雑誌に掲載された筆者の論考
※IF：2024年版のJournal Citation Reports™（JCR™）に基づく2023年のインパクトファクター（Impact Factor）。学術雑誌の影響力を示す指標の1つで、数字が大きいほど、その雑誌の論文が平均して引用される回数が多いことを表している。

	掲載雑誌	掲載年月日	概 要	備 考
*11	情報通信政策研究	2021年11月	オンライン診療の規制動向を整理し、骨太の方針・規制改革実施計画が政策変更の起点となっていたことを明らかにした	情報通信政策研究所（総務省の施設等機関）が刊行
*12	精神神経学雑誌	2022年1月	全国17の医療機関をヒアリングし、診療報酬がオンライン診療の普及の障害になっている現状などについて調査	日本精神神経学会の和文機関誌
*13	Psychological Medicine IF: 5	2022年10月	17の国と地域におけるオンライン診療の規制動向を比較し、日本の規制が世界の中で厳しいことを明らかにした研究	IFは臨床心理学分野の雑誌180誌中6位 日本経済新聞の1面（2021年9月23日）ほか、報道・掲載多数
*14	情報通信政策研究	2022年11月	デジタルツイン技術を医療・健康分野に用いる研究動向の整理とそれらの実装時に生じうる倫理的・法的・社会的課題について整理・検討した論文	情報通信政策研究所が刊行
*15	Nature IF: 50.5	2023年7月	生成AI開発における著作権侵害などの倫理的課題、日本の規制上の課題や研究開発動向について整理した論考	IFは総合科学分野の雑誌134誌中1位、掲載後にNature誌から取材
*16	Journal of Technology in Behavioral Science	2023年12月	診療報酬がオンライン診療普及の最大の障害であると精神科医に認識されていることなどを明らかにしたアンケート調査	WPA（世界精神医学会）主催の特集論文集に掲載
*17	Psychiatry and Clinical Neurosciences IF: 5	2024年4月	うつ病、不安症、強迫性障害の患者を対象に、オンライン診療と対面診療の有効性に差がないことを示した臨床研究	NHKの全国ニュース（2023/12/16）ほか、報道・掲載多数
*18	Mayo Clinic Proceedings: Digital Health	2024年6月	日本国内の児童相談所のAI導入事例について科学的検証の必要性を主張した論考	掲載後にNature誌から取材
*19	Journal of Medical Internet Research IF: 5.8	2025年1月 （アクセプト）	日本における精神科オンライン診療のニーズ・エビデンスを整理した論考	医療情報学分野の雑誌44誌中5位

表2　オンライン診療・AIに関する筆者の主要な業績

究者ですが、これまでオンライン診療の政策・規制に関する研究で博士（医学）を取得し、現在も学会の委員などの活動を通してオンライン診療の規制緩和・改善のための研究・活動を続けています。また現在、東京大学の大学院にも所属し、AI・デジタルヘルスの倫理に関して2つ目の博士号取得に向けた研究も進めています。**表2**に、これまでに発表したオンライン診療・AIに関する筆者の研究や論考の一部を整理しました。本書では、これらの筆者がこれまで取り組んできたオンライン診療に関する研究や、エビデンスをもとに政策・規制を動かしてきた過程などについても紹介します。

その他、筆者は過去に内閣府という役所で行政官をしていた経験もあり、また精神科医・産業医としての業務経験もあります。そして、筆者は若手ではありますが、前述のような経歴・活動実績から、**表3**に示したような学会の委員なども多数務めています。こうした筆者の独自の経験の中で得た知見も本書には数多く盛り込んでおり、これも類書にはない特徴かと思います。

日本医学会連合	専門医等人材育成検討委員会 医師偏在検討ワーキンググループ
日本遠隔医療学会	精神科遠隔医療分科会
日本金融ジェロントロジー協会	研修委員会
日本精神神経学会	医療経済委員会
	医療DXに関する委員会
	精神科医・精神科医療の実態把握に関する委員会

表3　本書執筆時点で筆者が務めている学会の委員など

本書の内容は以下のとおりです。

第1章では日本の医療の現在地、構造的な課題について取り上げ、地域・診療科の偏在、働き方改革、研究力の低下、医薬品供給不足の背景などについて解説します。

第2章では現代社会と医療を取り巻く問題について取り上げ、女性医師の増加、受験競争の過熱とその弊害《へいがい》、「直美《ちょくび》」をはじめとする美容医療や自由診療の問題などについて解説します。

第3章では医療のデジタルトランスフォーメーション（Digital Transformation：ＤＸ）について取り上げ、マイナ保険証の問題、オンライン診療の普及、ＡＩ医療機器の現状について解説します。

第4章では高齢化社会をめぐる問題について取り上げ、認知症やお金の問題、医療費の自己負担額の考え方、終末期医療の現状と課題などについて解説します。

第5章ではこれまでの内容を総括し、今後の日本の保健医療体制を維持・発展させていくために必要な改革について提言を行います。

本編に入る前に、筆者の簡単な自己紹介と、この本の目指すところについて少し書かせていただきます。

　筆者は高校卒業後に医学部に進学し、医者になるための勉強をしていました。しかし、病院実習で地域医療の現場、高齢者医療の現場などを回るうちに、今後の人口減少や超高齢社会において医療現場はもたないのではないかと危惧するようになりました。そして、こうした少子高齢化に対して日本はどう向き合うべきかという政策・制度方面への問題意識が強くなっていきました。医師が行政に関わる進路として、初期臨床研修修了後に医系技官として厚生労働省に入職する方法があり、当初はその道も考えました。しかし、当時の自分は、早く政策側に携わりたいと考え、大学在学中に国家公務員試験を受け、卒業後すぐに官僚になりました。

　就職した内閣府では、高齢社会対策や、子育て支援など、関心のある業務に就くこともでき、やりがいをもって働くことができました。特に、昨今の官邸を中心とした政治主導の現状や、各種政策決定のプロセスを学べたことは、現在の研究においても大きな財産となっています。一方で、行政官個人の努力だけでは日本が抱える複雑な社会課題は解決できないという現実に直面し、悩みました。また実務を経験する中で、自分の適性が研究職寄りではないかと考え、個人としての発信が制限される官僚の立場から離れ、違う形で世の中の役に立てればと考えるようになり、退職することにしました。

内閣府退職後は、東京女子医科大学東医療センターでの初期臨床研修を経て、慶應義塾大学医学部の精神・神経科学教室に入局しました。ここで複数の大学病院での勤務を経験する中で、現場の多忙さ、研究時間確保の難しさなどを実感するとともに、同じ東京都内の大学病院であっても運営・経営に大きな違いがあることなどを学びました。また、精神科医・産業医として働きながら、国際医療福祉大学大学院の社会医学分野で学び、オンライン診療の規制・政策の研究で博士（医学）を取得しました。精神科のような臨床系の医局で働きながら、他分野かつ学外の大学院に進学することは事例としてはかなり少ないケースなのですが、双方の先生方に多大なご理解・ご配慮をいただきました。この場を借りて改めて御礼申し上げます。

診療科として精神科を選んだ直接的なきっかけは、官僚時代に過重労働がメンタルヘルス不調を引き起こす現場を目の当たりにしたことで、産業保健の制度などと併せて改めて問題意識をもったことですが、精神科医療の現場・研究に携《たずさ》わったことで長期入院や終末期医療の現状、認知症と社会の問題、向精神薬の濫用《らんよう》・転売の問題など、多くの医療問題に接することができました。研究者一本の道ではなく、臨床に従事することで得られたさまざまな経験は本書にも活かせたと思います。

現在は、慶應義塾大学医学部ヒルズ未来予防医療・ウェルネス共同研究講座の特任助教として、社会医学、デジタルヘルスなどの研究に従事しています。特に、うつ病の検出・重症度評価を支援するＡＩ医療機器の開発には精神・神経科学教室時代から継続して関わっています。そして、このようなＡＩ医療機器をはじめとする革新的なＡＩ・デジタルヘルスが社会に導入された際に起こりうる倫理的・法的・社会的課題（Ethical, Legal, Social Issues：ＥＬＳＩ）や、それらの課題を適切に社会に発信するためのコミュニケーションについて学ぶため、東京大学大学院学際情報学府に所属し、人文社会系の観点からも研究を行っています。

以上のように、一つの分野を極めたベテラン、とはいえないところですが、一般的な医師のキャリアよりもかなり多様な経験・研究をしてきたことで、幅広い観点から医療について論じることができると考えています。

本書が出版される前年の２０２４年には、医師の働き方改革の開始、健康保険証の新規発行停止など制度が変化しつつある一方で、政府の検討会で初めて「直美」が取り上げられるなど新しい課題の登場、外来医師多数区域での新規開業を規制する方針も示されるなど、医療全体において様々な変化が生じています。また、現役世代の負担軽減を掲げた国民民主党が衆議院選挙で躍進し、キャスティングボートを握るなど、政治的にも大きな動きがありました。こうしたことから、今後、医療制度改革についての国民的な議論はますます盛んになってくると思われるため、本書のように現代的な医療の課題について横断的にまとめた書籍を執筆することで、多くの方々に思考を整理するための叩き台を提供できると考えました。

とはいえ、医師・研究者として若手である筆者が、他の先生方を差し置いて、このようなテーマについて本を出すのはやや分不相応であることは否定できません。しかし、医療をめぐる環境が大きく変化している中で、現代的な医療の課題について広く学ぶための手に取りやすい情報が不足しており、議論するための材料を少しでも増やすことには意義があると考えました。また、本書でも詳しく述べますが、2040年頃までが最も医療が苦しい時期を迎え、それより前に制度の見直しを議論すべきであることから、自分がベテランになってからでは遅く、至らない点の多い身であっても声を上げるべきと考えました。

本書が、読者の皆様が今後の日本の医療の在り方を考えるための一助となれば幸いです。

参考文献

*1 Kinoshita, S., & Kishimoto, T. (2023). The use of a national identification system to prevent misuse of benzodiazepines and Z-drugs in Japan. *The Lancet Psychiatry, 10* (10), e26.

*2 Kinoshita, S., & Kishimoto, T. (2023). Decline in Japan's research capabilities: challenges in the medical field. *The Lancet, 402* (10409), 1239-1240.

*3 Kinoshita, S., & Kishimoto, T. (2023). Dementia in Japan: a societal focus. *The Lancet Neurology, 22* (12), 1101-1102.

*4 Kinoshita, S., & Kishimoto, T. (2024). Anti-obesity drugs, eating disorders, and thinness among Japanese young women. *The Lancet Diabetes & Endocrinology,* 12 (2), 90-92.

*5 Kinoshita, S., Wang, S., & Kishimoto, T. (2024). Uneven Distribution of Physicians by Specialty in East Asia. *Journal of Korean Medical Science, 39* (12).

*6 Kinoshita, S., & Kishimoto, T. (2024). Ageing population in Japan: immediate shake-up in healthcare required. *QJM: An International Journal of Medicine,* 117 (12), 829-830.

*7 Kinoshita, S., & Kishimoto, T. (2024). Updating the Japanese Healthcare System to Meet the Needs of an Aging Society. *JMA journal, 7* (4), 646-647.

＊8 Kinoshita, S., & Kishimoto, T. (2024). Challenges introduced by Japan's drug pricing policy. *The Lancet Regional Health Western Pacific, 51, 101212.*

＊9 Kinoshita, S., Komamura, K., & Kishimoto, T. (2024). Financial inclusion and financial gerontology in Japan's aging society. BioScience Trends, 18 (5), 492-494.

＊10 Kinoshita, S., & Kishimoto, T. (2024). Increase in the number of female doctors and the challenges that Japan's medical system must face. *Global Health & Medicine*, 6 (6), 433-435.

＊11 木下翔太郎、（２０２１）、「ＣＯＶＩＤ－19パンデミック前後における遠隔医療の普及と課題——政策の観点から」、情報通信政策研究、５（１）、49－67

＊12 木下翔太郎、成瀬浩史他、（２０２２）、「オンライン診療の適正な普及に関するヒアリング調査」、精神神経学雑誌、１２４（１）、16－27

＊13 Kinoshita, S., Cortright, K., et al. (2022). Changes in telepsychiatry regulations during the COVID-19 pandemic: 17 countries and regions' approaches to an evolving healthcare landscape. *Psychological medicine, 52* (13), 2606-2613.

＊14 木下翔太郎、（２０２２）、「デジタルツイン技術の医療・健康分野における応用可能性と倫理的・法的・社会的課題（ＥＬＳＩ）」、情報通信政策研究、６（１）、89－１０９

＊15 Kinoshita, S., & Yokoyama, H. (2023). Large language model is a flagship for Japan. *Nature, 619* (7969), 252.

＊16 Kinoshita, S., Kitazawa, M., et al. (2024). Psychiatrists' perspectives on advantages, disadvantages and challenging for promotion related to telemedicine: Japan's clinical experience during COVID-19 pandemic. *Journal of Technology in Behavioral Science*, 9 (3), 532-541.

*17 Kishimoto, T., Kinoshita, S., et al. (2024). Live two-way video versus face-to-face treatment for depression, anxiety, and obsessive-compulsive disorder: A 24-week randomized controlled trial. *Psychiatry and Clinical Neurosciences, 78* (4), 220-228.

*18 Kinoshita, S., Yokoyama, H., & Kishimoto, T. (2024). Cautions and Considerations in Artificial Intelligence Implementation for Child Abuse: Lessons from Japan. *Mayo Clinic Proceedings: Digital Health,* 2 (2), 258.

*19 Kinoshita, S., & Kishimoto, T. (2025). Japan's Telepsychiatry Dissemination: Current Status and Challenges. J Med Internet Res, 27: e22849.

目次

第3章 医療DXの課題と展望 181

第1章

日本医療の現在地

本書の構成

本書は現代日本における医療問題について取り上げていますが、まず第1章では日本の医療制度が、他国と比較してどのような特徴をもっているのか、ということについて整理します。その上で、今現在の日本の医療が直面している大きな問題として、医師の偏在や働き方改革などの「医療提供体制」の問題と、増加し続ける「国民医療費」の2つの問題について概説します。

第2章から第4章では、そうした医療提供体制、国民医療費の2つの大きな問題に影響する直近の論点について取り上げ、第5章でまとめを行うという構成になっています。

総論よりも現代的な論点に興味がある方は第2章〜第4章を先に読んでもらっても構いません。しかし、結局のところ何が問題なのか、なぜ改善しなければならないのか、ということを理解する上では、第1章の議論に立ち返って考えてもらう必要があります。

なお、各制度の歴史や詳細は既に専門の先生の手による類書も多くあるため、本書では現代的な課題と、問題の大枠を摑むことを目標としています。そのため、一般の読者の方向けに、国民皆保険制度や財政などの解説は粗いものとなっておりますが、ご容赦ください。

日本の医療の評価

本書は「医療問題」というタイトルではありますが、日本の医療制度が成し遂げてきた〝成果〟について否定しているわけではありません。ご存知の方も多いかもしれませんが、日本の医療制度は国外からも高い評価を得ています。

諸外国の医療制度と比較して、日本の医療制度において特徴的な点としては、「国民皆保険」と「フリーアクセス」があります。

日本の国民皆保険制度では、すべての国民が何らかの公的な医療保険に加入することが義務づけられています。医療保険に加入し、普段から保険料を少しずつ払っておくことで、いざ医療機関を受診するときに、少ない負担で医療を受けられるという制度です。こうした制度がない国では、医療費の自己負担額が高額になり、所得の低い人が十分な医療を受けられなくなるなどの問題が生じます。

2015年に国連サミットで採択されたSDGs（持続可能な開発のための2030アジェンダ）の中でも「全ての人々が基礎的な保健医療サービスを、必要なときに、負担可能な費用で享受できる状態」（ユニバーサル・ヘルス・カバレッジ）が達成目標の一つとされていますが、2021年時点で世界では約45億人が必要不可欠な保健医療サービスを十分に受けられていないとされています。[*1] 日本では1961年に国民皆保険制度を確立させたことで、世界よりいち早くこうした状態を達成した国の一つとしてみられており、他国から参考とされています。

もう一つの特徴であるフリーアクセスとは、受診する医療機関を個人が自由に選択できることです。例えば普段、風邪などで近所のA内科を受診していても、そこが混んでいれば少し離れたB内科を受診することもできますし、家からオンライン診療でC内科を受診することも可能です。大きな病院を受診する際には、紹介状がないと「選定療養費」というお金がかかってしまいますが、逆に言えば選定療養費を払えば、最初から大きな病院を受診してしまうこともできます。このように、自分の行きたい医療機関に自由に受診できることは日本では当たり前のことですが、世界の多くの国ではそうではありません。例えば、イギリスやカナダは、まず専門医ではない地域の医師を受診し、その医師から紹介してもらわないと専門医療機関を受診することができない上、専門医療機関の受診までに数週間から数ヶ月程度の時間がかかることも珍しくないとされています。[*2・3] 世界の多くの国ではこのように、受診できる医療機関が限られている結果、受けたい医療を受けるまでに時間がとてもかかることなどがあります。

日本では大きな病院などはよく混み合っていて、医師が一人の患者にかける診察時間が短いことから、「3時間待ちの3分診療」などと揶揄・批判されることもあります。もちろんこの数字は必ずしも全ての医療機関の状況を表しているものではないのですが、裏を返すと、仮に混んでいても3時間待てば当日のうちに専門医にみてもらえる、というのは、実は海外の医療にはない特徴でもあります。

こうした国民皆保険制度やフリーアクセスにより、医療機関にアクセスしやすい日本の医療制度は世界的に高く評価されてきました。世界で最も影響力のある医学分野の学術雑誌の一つである『Lancet』において、2011年に日本の医療についての特集号が組まれました。そこでは、国民皆保険制度で公平でアクセスしやすい医療を実現していること、世界一の長寿国であり高い健康水準を実現していること、妊産婦や乳幼児の死亡率も低いことなど、さまざまな点が評価されていました。[*4] 世界の先進国の医療・健康状態について比較している経済協力開発機構（OECD）の医療統計の2023年版でも、日本は平均寿命が84・5歳で48か国中1位、乳児死亡率の少なさは47か国中2位、妊産婦死亡率の少なさは47か国中8位と、高い水準となっています。[*5]

なお、こうした長寿や、妊産婦・乳児の死亡率の少なさについては、医療機関で提供される医療以外にも、例えば食文化の影響や、清潔で衛生的な環境、予防に関する政策・取り組みの充実など、さまざまな要因が影響していると考えられるため、これら全てが医療による成果ではないかもしれません。しかし、例えばOECDの医療統計によれば、治療可能な原因（循環器系、がん、呼吸器系、糖尿病・他の内分泌疾患）による死亡率の低さが45か国中6位など、その他の指標でも高い水準となっており、[*5]これらにおいて日本の医療が貢献してきた役割は大きいと考えられます。

日本の医療体制の特徴

日本の医療の特徴について、国民皆保険制度とフリーアクセスについて述べましたが、それ以外にも、日本の医療〝体制〟も諸外国と比較して特徴的な点が多くあります。紙幅の関係上、詳細には解説しきれませんが、いくつか簡単に紹介させていただきます。

まず、病院のベッドの数が多いことです。

病院は入院患者を受け入れるところですが、その病院のベッド（病床）の数が、その病院が受け入れられる患者の数になります。日本では、この病床数は、病院が好き勝手に増やすことはできず、病院の受け入れ態勢や、その地域におけるバランスなどの観点から、

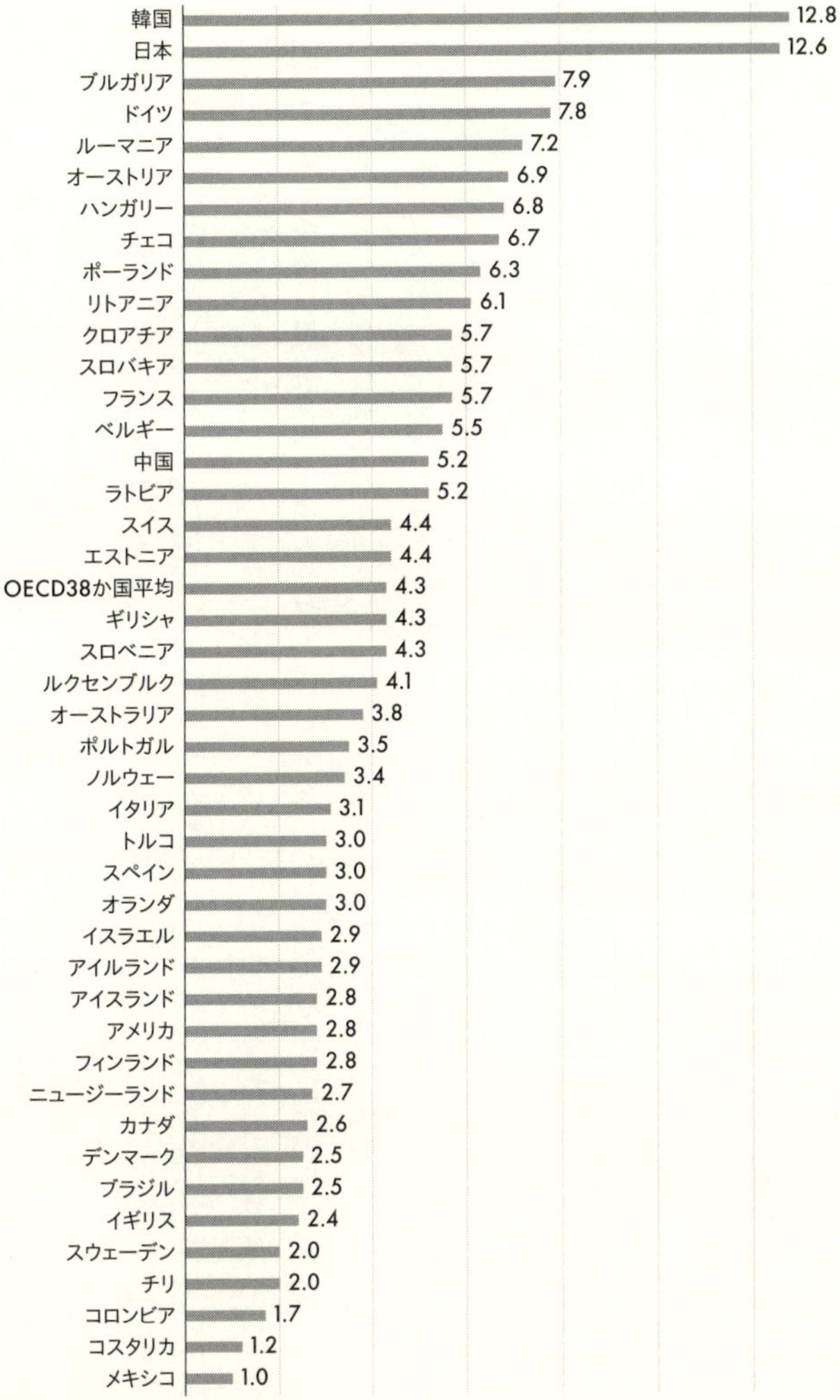

図1　人口1000人当たり病床数、2021年
※OECD医療統計2023[*5]より作成

国が許可・制限する制度となっています。しかし、日本は歴史的に中小規模の病院の数が多く、病院の数も約８０００程度と、ＯＥＣＤの中でトップクラスになっています。[*6] そして、加えて特徴的なのが、病床数が非常に多いことです。

ＯＥＣＤの医療統計で人口当たりの病床数をみると、日本と韓国が突出しており、世界の平均より約3倍の数となっています（図1）。このように、世界平均よりも病床数が多い一因として、精神科患者や終末期の高齢者など、他国だと病院以外の施設に入所されている方も全て「病院」に入院してケアを行っているなどの日本の医療の特徴が指摘されています。[*7] しかし、これらの精神病床・療養病床は全体の4割程度であり、それらを除いても、なお、世界のトップクラスに位置している点は変わりありません。

また、日本は患者一人当たりの入院期間が長いという特徴もあります。精神病床や療養病床など、長期入院となる部分を除いた急性期の治療における平均在院日数（≒入院期間）をみると、これも韓国と日本がダントツで長くなっています（図2）。これにはさまざまな要因が絡んでいるのですが、患者目線で考えると、手術の後に傷が完全に回復するまで病院に入院し医師の診察を受けることができるなど、良い点のようにみえるかもしれません。

なお、第2章でも解説しますが、韓国も日本と同様に国民皆保険を達成した国となっ

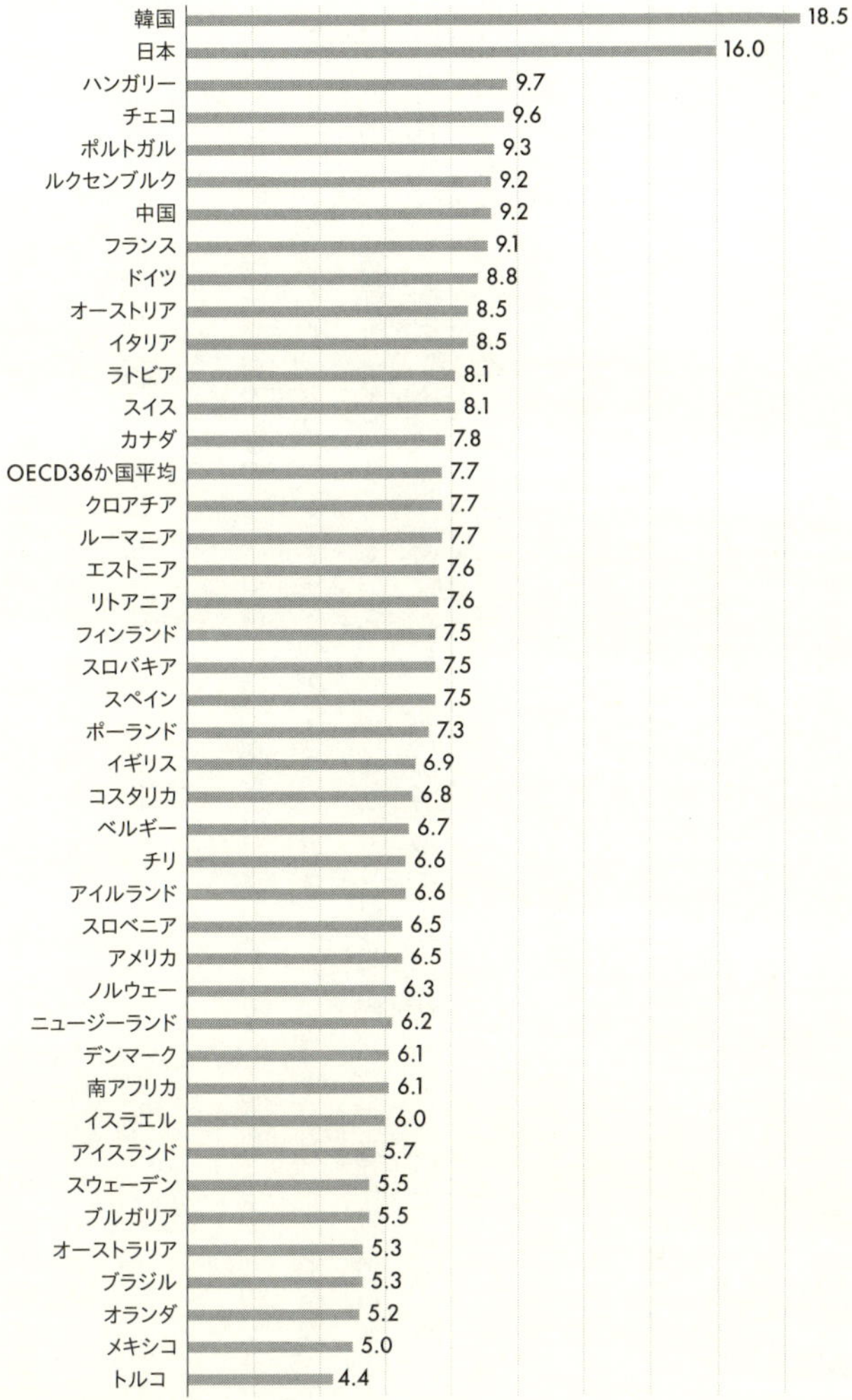

図2　平均在院日数（急性期）、2021年または至近年
※OECD医療統計2023[*5]より作成

おり、こうした医療統計の多くの点で似通った特徴をもっています。日本や韓国では国民皆保険の達成により、普段から保険料を払っている分、医療にかかる際にかかる費用が低く抑えられています。価格が低く抑えられているということは、良くも悪くも、受診のためのハードルが低くなります。

OECDの医療統計で、患者一人当たりの年間受診回数をみると、韓国は15・7回、日本は11・1回とトップクラスであることがわかります（図3）。若い健康な方々の中には、年に1回も病院に行かないという人もいらっしゃるかもしれませんが、中高年以上になると生活習慣病などに罹患《りかん》し定期的に通院される方が増えますし、高齢の方だと内科・眼科・整形外科など複数の診療科に並行して通うこともよくあるため、毎月、あるいは月に複数回受診する方も珍しくなく、平均するとこのような回数となっています。なお、海外では、医師に代わって軽症患者の診察・処方を担当するナースプラクティショナー（NP）とよばれる看護師が存在する国もあります。図3は医師の受診回数であるため、NPの受診はカウントされておらず、そうした制度が存在する国では、実際にはもう少し多くの患者が医療機関を受診している可能性があります。[*8] つまり、日本のように医師のみが処方権をもつ国では、軽症の患者含めて全て医師が診察することになるため、〝医師の〟受診回数が多

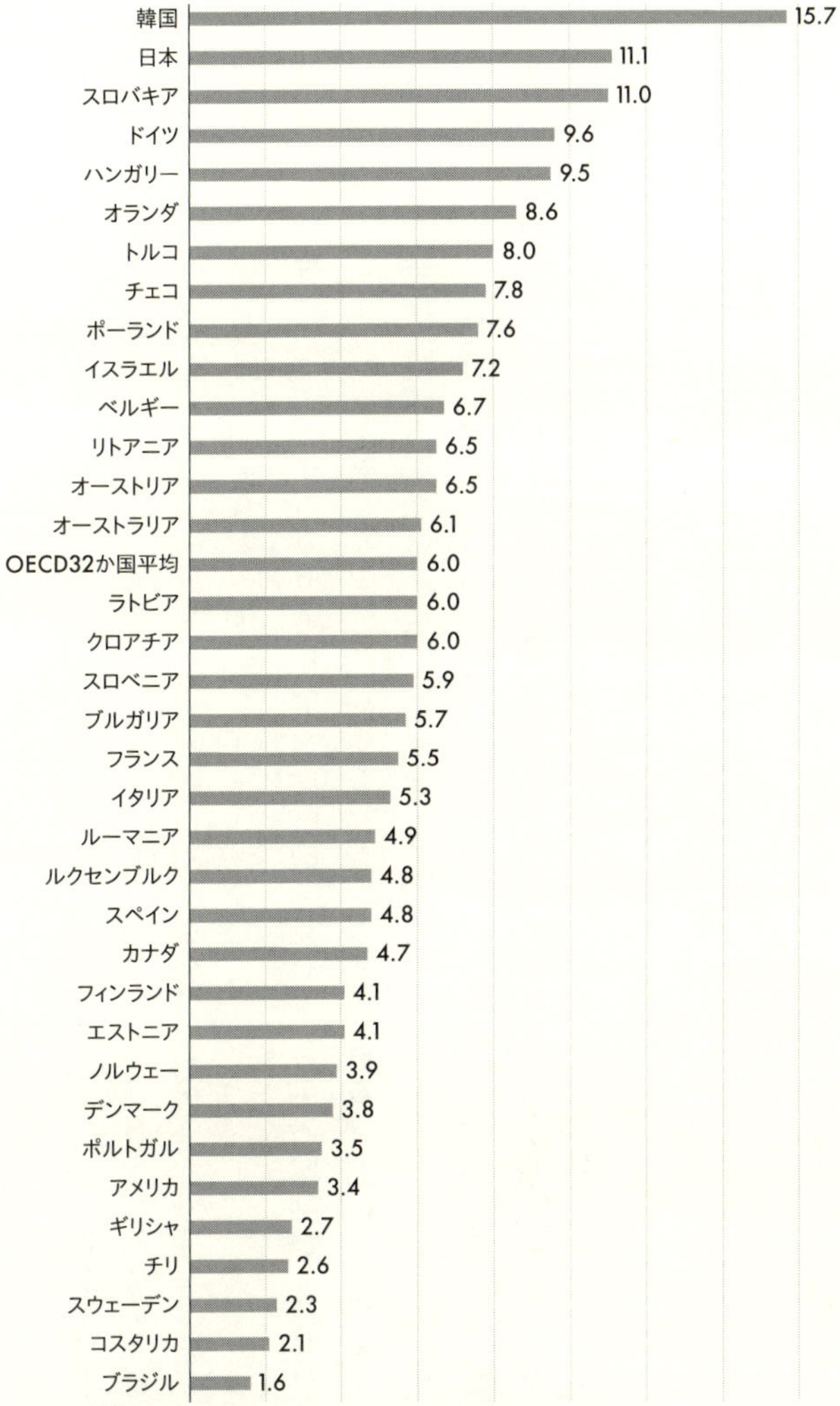

図3　患者一人当たり年間受診回数、2021年または至近年
※OECD医療統計2023[*5]より作成

くなっているといえます。

ここまでみると、日本全体で病院のベッドの数が多く、患者一人当たりの入院期間も長く、多くの患者が他国よりも多くの回数受診できているということで、日本の医療体制は充実している、と感じられた方もいらっしゃるかもしれません。しかし、この日本の医療体制を支える医師の数はそこまで多くないのです。

OECDの医療統計で人口1000人当たりの医師数を見ると、日本の医師数はOECDの平均よりも低く、下から数えた方が早い位置となっています（**図4**）。国によって国土の面積や、社会全体の疾病構造など、状況はさまざまであるため、こうした単純な国際比較をもって、その国に医師が足りているかどうかを判断することはできないとされています。[*8] しかし、前述のように日本は医療体制が提供しているサービスの量が他国よりもかなり多い中で、他国より医師数が少ないという状況であり、構造として歪《いびつ》なものになっているという印象は否めません。

医師の不足、地域偏在

こうした特徴をもつ日本の医療において、現在直面している大きな問題の一つが医療提

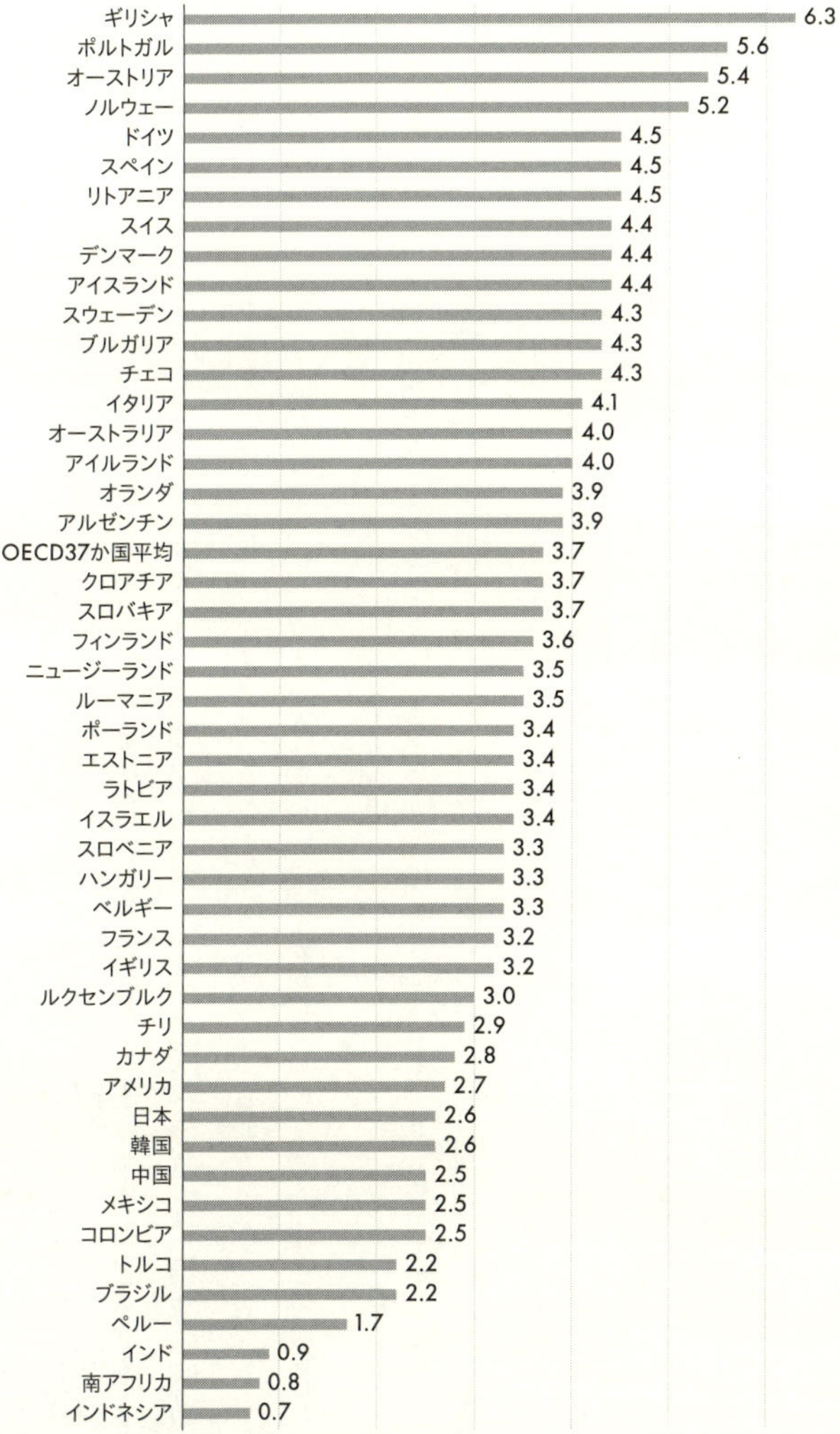

図4　人口1000人当たり医師数、2021年または至近年
※OECD医療統計2023[*5]より作成

供体制の問題です。

前述のように、日本は他国より提供している医療サービスが多いにもかかわらず、他国より医師が少ないという構造になっていることから、医療現場は人手に余裕がなく、常に多忙という状況になっています。例えば、医師一人当たりが一年間に患者を診察する回数をみると、日本は年間約4288回と、ドイツの約2倍、アメリカの約3・3倍となっています（**図5**）。このように医師一人当たりの業務が多い構造が長く続いてきた上、高齢化によって医療の需要も増加してきた中で、医師の過労死が起こるなど、過重労働が問題視されるようになり、昨今の働き方改革へと繋《つな》がっていきました。

単純に考えれば、業務量に対し人手が足りないということであれば、人手、すなわち医師を増やせばよい、と考える方も多いと思います。実は、医師数は**図6**のように増やされてきています。にもかかわらず現場の困難感が解消されていないのはなぜなのでしょうか。

かつて日本では医師不足を解決するため、1970年代

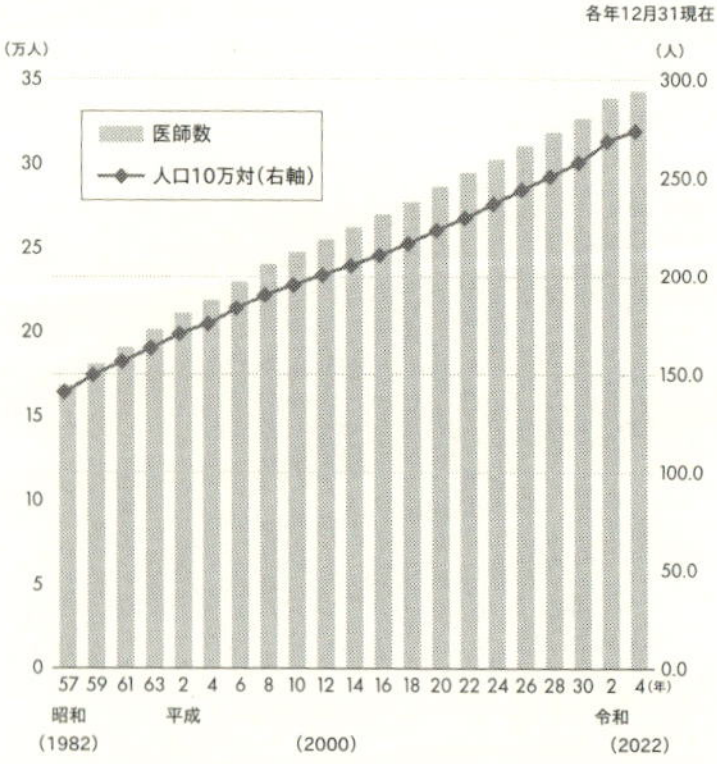

図6　医師数の推移
※厚生労働省資料*13より引用

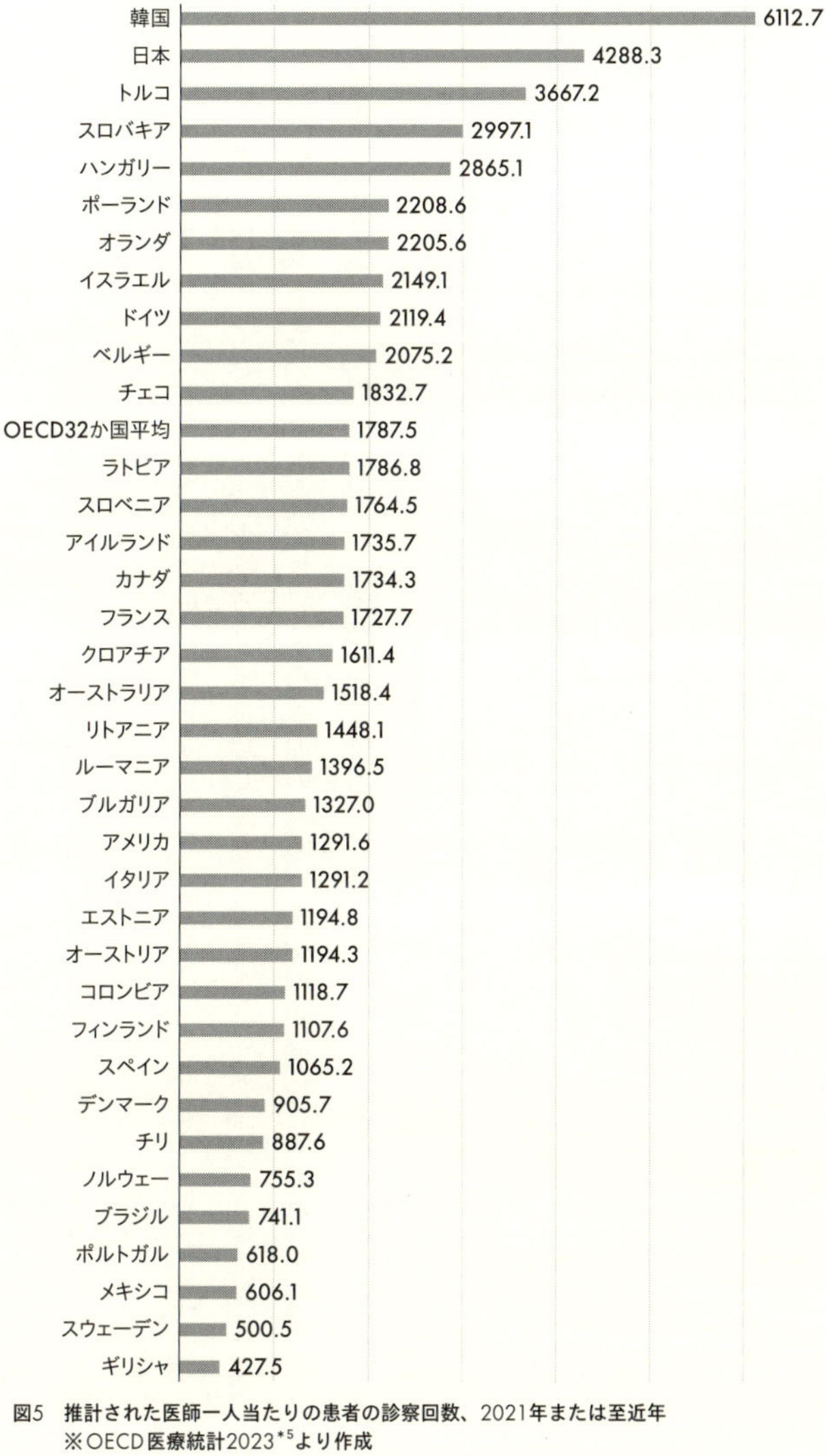

図5　推計された医師一人当たりの患者の診察回数、2021年または至近年
※OECD医療統計2023[*5]より作成

の一県一医大構想の元、全国に医学部が増やされてきました。しかし、他方で、医師が順調に増えてくる中で、将来医師が増えすぎて余るのではないか、と危惧されるようになりました。

医学部の卒業生が増えるということは当然毎年医師になる者が増えることになりますが、一度医学部を作るとそれを無くすということは難しくなりますし、また国が一度医師になった者を辞めさせるということはできません。そのため、医学部を増やし、医師を増やし続けると、将来的に医師数が過剰になるのではないか、と懸念されるようになったのです。その結果、1982年に医師数を抑える政府方針が出され、そこから20年程度医学部の定員を低く抑える方針が続きました。[*9]

それでも**図6**に示したように医師は増えてきたのですが、ここで生じてきたのは、医師の〝偏在〟の問題です。偏在というのは、ある場所にかたよって存在している、というような意味ですが、医師の偏在には2つの偏在があります。1つが地域偏在、もう1つが診療科の偏在です。

地域偏在とは、都市部などに医師が多く集まっていることです。2000年代になると、医学部を卒業した医師が研修先を自由に選ぶことができる初期臨床研修制度が開始するなどして、医師が都市部や大病院に集中する傾向が強くなり、地方の中小病院で〝医療崩壊〟と呼ばれるような医師不足が生じるようになりました。[*9]

医師数が増えてきたのに、〝医師不足〟というのはなかなかイメージがしづらいと思います。この後、本書で繰り返し出てくる議論ですが、医療を最も必要とするのは高齢者であり、日本では高齢化により高齢者の人口が増加していることから、医療サービスの需要も増え続けているのです。**図6**のように医師は増え続けていますが、高齢者の人口はより早いスピードで増加しており、「65歳以上人口当たりの医師数」という切り口でみるとむしろ医師が減っているという指摘もあります。[*10] つまり、医療ニーズの増加に医師数の増加が追いついていないことや、医師の地域ごとの数に偏りがあることから、医師が不足する地域が出てきているということです。

もともと、日本の医師は、医学部卒業後の勤務地に制限がなく、どこでも自由に開業することができる「自由開業医制」となっています。そうした中で、地域ごとの偏りが生じないようにするため、医局と呼ばれる大学の診療科ごとの組織が、ローテーションで関連病院に医師を派遣するなどして調整してきた面がありました。[*11] しかし、これも初期臨床研修医制度などの制度改正などによって医局の力が弱体化し、医師不足地域に医師を勤務させる強制力がなくなったことで、地方の医師不足が悪化したとみられています。

例えば、都道府県以外に「二次医療圏」という全国を300箇所強に区分した地域区分があるのですが、この区分で見ると、2008年時点の医師数は、一番多い東京都の「区中央部」で人口1000人当たり11・78人、一番少ない愛知県の「尾張中部」で人口1000人当たり0・72人でした[*12]（**表4**）。

また、高齢化以外にも医療の需要が増えているケースもあります。例えば筆者の従事する精神科を例にみてみます。

表5に示したとおり、医師の総数が1996年から2020年にかけて約1・4倍に増えている一方で、同期間で精神科医の数は約1・6倍に増えており、近年精神科を志望する医

都道府県	二次医療圏	人口1000人あたり医療施設従事医師数
東京都	区中央部	11.78
東京都	区西武	4.78
福岡県	久留米	4.06
島根県	出雲	3.98
栃木県	県南	3.77
京都府	京都・乙訓	3.72
熊本県	熊本	3.71
群馬県	前橋	3.66
鳥取県	西部	3.6
山口県	宇部・小野田	3.54
	～	
埼玉県	児玉	0.97
千葉県	山武長生夷隅	0.95
宮城県	登米	0.94
青森県	西北五地域	0.94
茨城県	筑西・下妻	0.94
北海道	宗谷	0.91
茨城県	鹿行	0.87
北海道	根室	0.87
茨城県	常陸太田・ひたちなか	0.84
愛知県	尾張中部	0.72

表4　二次医療圏別、人口1000人あたり医療施設従事医師数、2008年
※文献[*12]より

師が増加していることがわかります。では、精神科医は余っているのかというと、そうは考えられていません。**表6**に外来患者数の推移を示しましたが、全診療科の外来患者が2002年から2017年にかけて約1・1倍になっている一方で、精神疾患の外来患者数は同期間で約1・7倍となっています。この精神疾患の外来患者の増加は、近年の社会の変化、精神疾患への認知の向上、精神科医が増えたことにより潜在的な需要が掘り起こされた可能性など、さまざまな要因が考えられているところではありますが、いずれにせよ精神科医の増加を上回るペースで患者が増加しているため、医師が余っているということにはなっていません。

また、地域の偏在をみてみると、2008年時点で、精神科の専門医資格を取得している医師の分布について日本精神神経学会として調査した研究があります。[*14] これによると、**表7**に示したように、人口10万人当たりの精神科専門医数では、都道府

	1996年	2008年	2018年	2020年
医師総数	240908	286699	327210	339623
精神科医数	10093	13534	15925	16490

表5　精神科医数の推移（厚生労働省.『医師・歯科医師・薬剤師統計』より筆者作成）

	2002年	2008年	2014年	2017年
外来患者数（全科）	647.8万人	686.5万人	723.8万人	719.1万人
外来患者数（精神疾患）	223.9万人	290.9万人	361.1万人	389.1万人

表6　外来における精神疾患患者数の推移（厚生労働省『患者調査』より筆者作成）

県別にみると2倍以上の開きがあることがわかります。なお、四国・中国地方の医師が多くなっているのは、四国・中国地方は、人口が他の地域より少ない一方で、一県一医大のもと各県に医学部が存在しており、診療科に限らず医師が多くなっている傾向が知られています。また、同調査の時点では全国70の二次医療圏で精神科専門医が0人となっていました。

このように、医師数が増えてきていても、患者数の増加により、結果として人手不足が解消されていない診療科もあります。また、医師の地域分布についても、一県一医大の整備により均等になったわけではなく、地域によって差が大きいことがわかります。こうした背景により、医師不足の声が高まったことから、２００８年度以降、医学部の定員全体を再度増加する方針となった他、卒業後に地元に残ることを前提とした入学枠である「地域枠」が全国的に整備されるようになっていきました。

医師の診療科偏在、働き方改革

もう一つの偏在は診療科偏在です。

日本の医師は、医学部を卒業し医師免許を取得した後は、どの診療科を選ぶことも自

	1位	2位	3位	4位	～	44位	45位	46位	47位	平均
精神科医数	高知 13.2	東京 12.76	徳島 12.24	岡山 11.81		岩手 8.55	埼玉 5.67	青森 5.36	茨城 5.34	8.55

表7 都道府県別精神科専門医数（人口10万人当たり）、2008年
※文献*14より筆者作

由になっています。

病院や大学の診療科ごとに採用の定員・人数制限はありますが、前述のように勤務地に制限がないことから、勤務先の選択肢は無限にあることになります。そのため、基本的に、医師は志望した診療科になることができました。

そのような制限がない状況が続いてきた中で、前述のような医師不足・地域偏在による労働環境の悪化、医療訴訟の増加などの理由から、ハイリスクな診療科・多忙な診療科を志望する医師が減っていきました。**図7**は1994年を

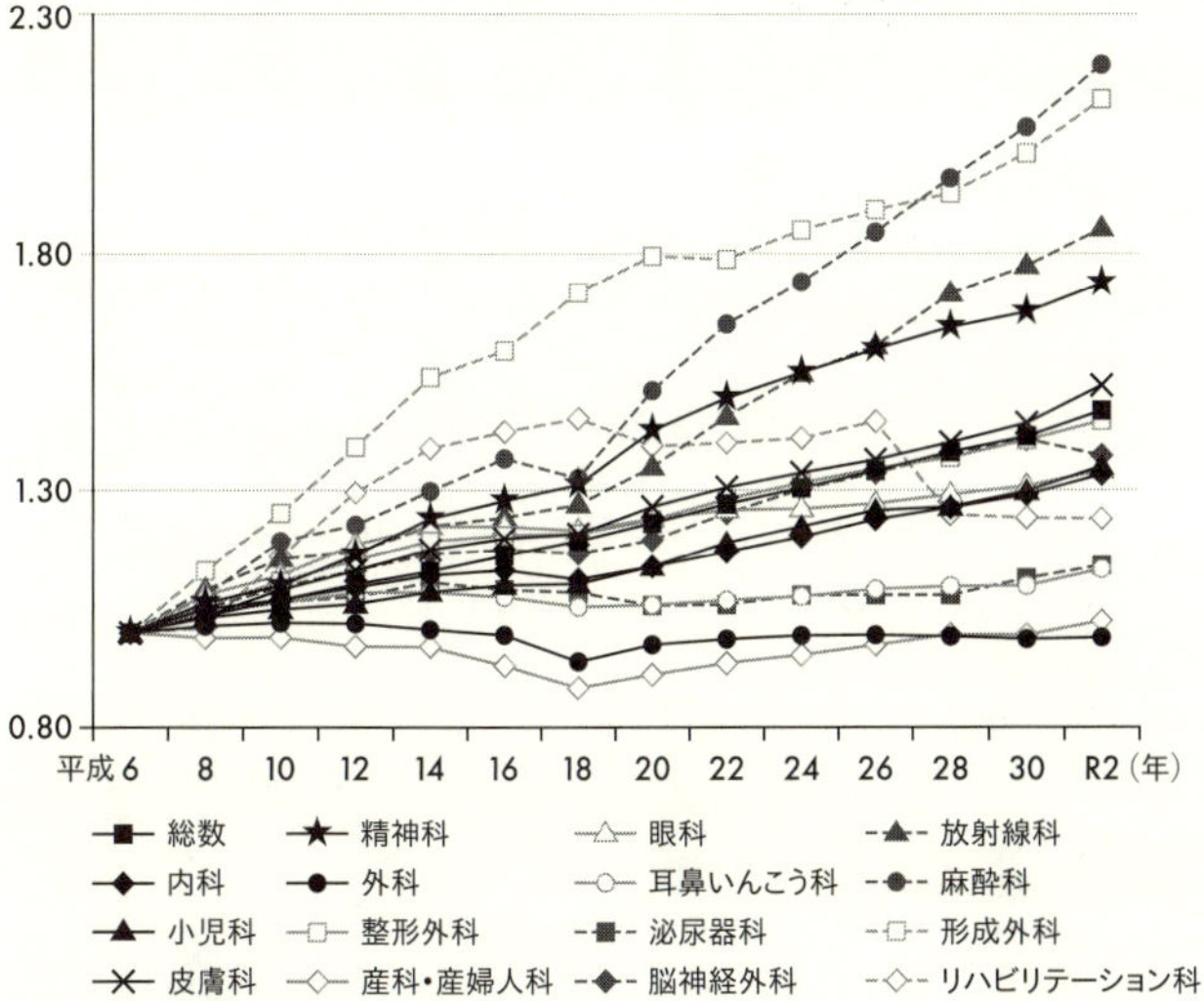

資料：厚生労働省政策統括官（統計・情報政策、労使関係担当）「令和2年医師・歯科医師・薬剤師統計」より
厚生労働省医政局医事課において作成。
（注）内科
…（平成8～18年）内科、呼吸器科、循環器科、消化器科（胃腸科）、神経内科、アレルギー科、リウマチ科、心療内科
（平成20～令和2年）内科、呼吸器、循環器、消化器、腎臓、糖尿病、血液、感染症、アレルギー、リウマチ、心療内科、神経内科
外科
…（平成6～18年）外科、呼吸器外科、心臓血管外科、気管食道科、こう門科、小児外科
（平成20～令和2年）外科、呼吸器外科、心臓血管外科、乳腺外科、気管食道外科、消化器外科、肛門外科、小児外科
平成18年調査から新設された「研修医」項目は除く。

図7　診療科別医師数の推移（1994年を1.0とした場合）※厚生労働省HP[*15]より引用

起点に診療科ごとに医師数がどの程度変化したか、というものですが、医師の総数は前述のように、着実に上昇してきています。そして、それに合わせて多くの診療科でも医師数は右上がりに増加しています。しかし、一番下のところをみると、「産科・産婦人科」、「外科」については全くといっていいほど増えていないことがわかります。

「減っていないなら問題ないじゃないか」と思った方もいらっしゃるかもしれませんが、前述のように、高齢化によって医療サービスの需要が増加しているため、それに合わせて医師の総数を増やしてきた状況です。そのように仕事が増える中で、人が全く増えていないということは、人手不足が悪化しているとみることができます。特に外科の中でも減少が大きい消化器外科では、若手医師の減少と高齢化により、2023年を起点にして10年後には4分の3に、20年後には半分にまで減少する見込みであることを公表しています。[*16]

また、産婦人科についても「少子化で出生数が減っているのだから問題ない」と考える人もいるかもしれませんが、実は産婦人科ではハイリスク妊娠《にんしん》症例や帝王切開率が上昇しており、仕事が減っているわけではないのです。その背景には母体の高年齢化や妊娠合併症の増加があり、1987年から2017年にかけて出生数が30%減少する一方で35歳以上の母体からの出生数は2・6倍に増加、帝王切開率は1987年には8・5%だったのが

2017年には20・4％に上昇しているとされています。[17]

このように診療科偏在が顕著になってきたことで、医師が少ない診療科では、仕事の「しんどさ」（仕事量、拘束時間、重大な医療事故の確率や訴訟リスク）がより悪化し、さらにその状況が新しい志望者の減少に繋がるという悪循環が起こっていることが指摘されています。[18]

こうした状況を改善するため、2018年度からはじまった「新専門医制度」の中に対策が組み込まれました。この制度は、全診療科をローテーションする初期臨床研修を終えた医師が、専門診療科を決め、「専門医」という資格を取得しようとする際に参加するプログラムに関するものですが、このプログラムの病院ごとの募集定員を定期的に調整することで、診療科や地域に偏りが出ないようにする仕組みとなっています。この制度により、医師の多い地域や人気の診療科のプログラム定員を減らすことで、人が集中しないようにすることが見込まれており、地域偏在については少しずつ効果が出てきているという調査結果もでています。[19] ただし、新専門医制度による誘導にも一定の限界があります。現状、専門医の資格をとらなくても、保険診療を行うことができますし、行える医療行為の制限がありません。そのため、新専門医制度の締め付けを厳しくすると、専門医をとらないという選択をとる若手医師が出るリスクがあります。この話は第2章で後述します。

加えて、2024年度から医師の働き方改革に関する新制度が始まりました。
これまで**図8**に示したように、外科系の診療所や産婦人科、救急科など、手術や緊急対応の多い診療科を中心に長時間残業が問題となってきました。なお、年1860時間というのは厚生労働省が定める過労死ライン（月平均80時間）の2倍程度の時間外勤務ということになります。そして、その多くは残業代（時間外手当）も十分に支払われてきませんでした。**図8**のように、以前よりは改善されてきているところではありますが、依然として多くの医師が過労死ライン超えの長時間労働を行っているということで、2024年度から新しい制度が始まり、残業時間の上限規制が設けられ、規制を遵守しない医療機関側への罰則なども新設されたため、業務の見直し・効率化が強く求められるようになっています。
これにより、時間外勤務が減って労働環境が改善したり、時間外勤務が適切にカウントされ時間外手当が正確に支払われたりするようになることで、診療科の偏在解消につながることが期待されています。[*21]
このように、医療の世界では医療提供体制の問題として、地域偏在・診療科偏在が、特に昨今大きな問題として注目されてきました。こうした問題があることから、医師の総数をもっと増やすべき（≒全国の医学部の定員をもっと増やすべき）とする声もよく聞かれてい

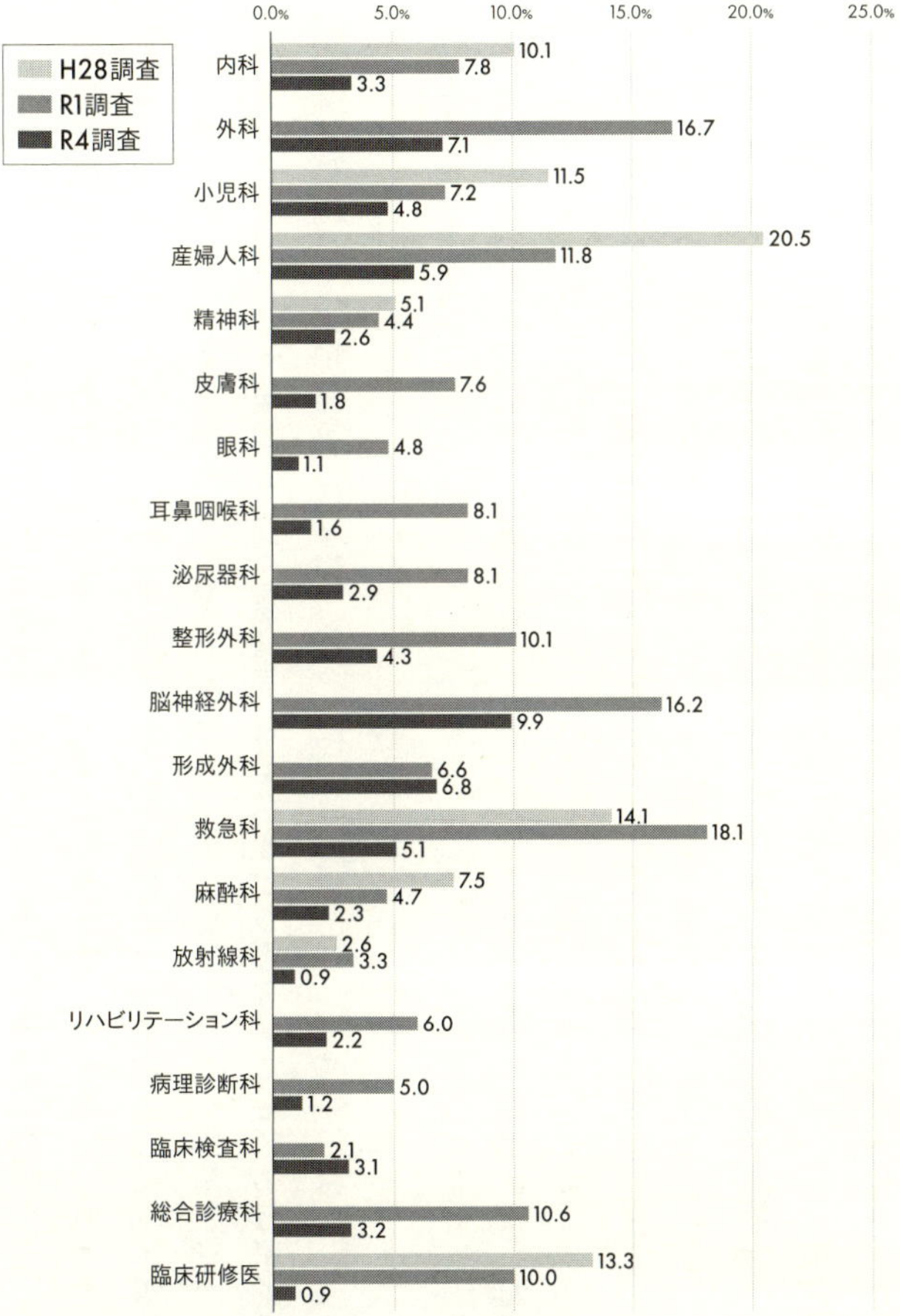

※ H28調査の分析対象者は常勤勤務医であり、勤務先を問わない。
※ H28調査の設問は、19診療科ではないため、比較不可な診療科がある。
※ 労働時間には、兼業先の労働時間を含み、指示無し時間を除外している。
※ 宿日直の待機時間は労働時間に含め、オンコールの待機時間は労働時間から除外した（労働時間＝診療時間＋診療外時間＋宿日直の待機時間）。
※ R1調査、R4調査では宿日直許可を取得していることがわかっている医療機関に勤務する医師の宿日直中の待機時間を労働時間から除外している。
※ R1調査ではさらに診療科別の性、年齢調整、診療科ごとの勤務医療機関調整を行っている。
※「時間外・休日労働時間が年1,860時間超」は週78時間45分超勤務と換算した。

図8　診療科別の時間外・休日労働時間が年1860時間超の医師の割合
※厚生労働省資料[*20]から引用

ましたが、前述のとおり、医師の総数が増えてきた中でこのような問題が残っているため、より偏在問題に特化した対策が必要であると考えられます。しかし、これまでもさまざまな対策がとられてはきましたが、根本的な問題解決には至っていません。本書ではこれらの偏在の問題について影響している昨今のトレンドについていくつか第2章で触れ、その対応策の一つである医療DXについて第3章で紹介し、第5章で最新の政策動向を紹介しつつ今後に向けての提言を行います。

研究力の低下について

医師の労働環境が悪化した影響は日本の研究力低下という形でも現れました。現在、日本全体で、論文数などの低下による研究力の低下が問題視されています。2019〜2021年の臨床医学分野におけるトップ10%論文（引用された回数が分野内の上位10%に入る影響力のある論文）数は世界8位で人口当たりでは26位、基礎医学分野におけるトップ10%論文数は世界8位で人口当たりでは28位となり、いずれも先進国で最低水準だとして危惧されています。[*22] 鈴鹿医療科学大学学長の豊田長康先生によれば、日本の研究論文数が減り始めたのは2004年頃であり、2004年から始まった国立大学法人化や、新医師臨床研修制度の影響により、大学の医師の研究時間が減少したことが原因として指摘されています。[23]

この点について少し補足すると、2004年から国立大学が、国立大学法人として法人化され、国からの運営費交付金が削減されるようになりました。しかし、大学は自力で収入を増やす手段をあまり持っておらず、予算の減少を埋め合わせる数少ない手段の一つとして、大学附属病院の診療を増やして収入を増やすという方法をとったところが多かったとみられています。実際に国立大学の収益の推移をみると、国立大学法人化以降、運営費交付金による収入は減り、学生納付金などは変わらない中で病院収入が大きく増加していることがわかります（**図9**）。

その結果として、同時期以降、大学病院に勤務する医師の診療に費やす時間が増加した一方で、研究時間が減少しており、大学の中でも医療分野のみ研究能力が強く低下していたことが研究で指摘されています。[24]

直近でも2023年4月に公開された調査によると、私立大学含む全国の大学病院医師の、平均的な週当たりの研究時間は、講師の50・0％が週5時間以下、助教の64・7％が週5時間以下であり助教のうち15・0％は全く研究をできていないという結果となっていました。[26] このように、大学から大学病院へ経営的なプレッシャーがかかり、現場の診療負担が

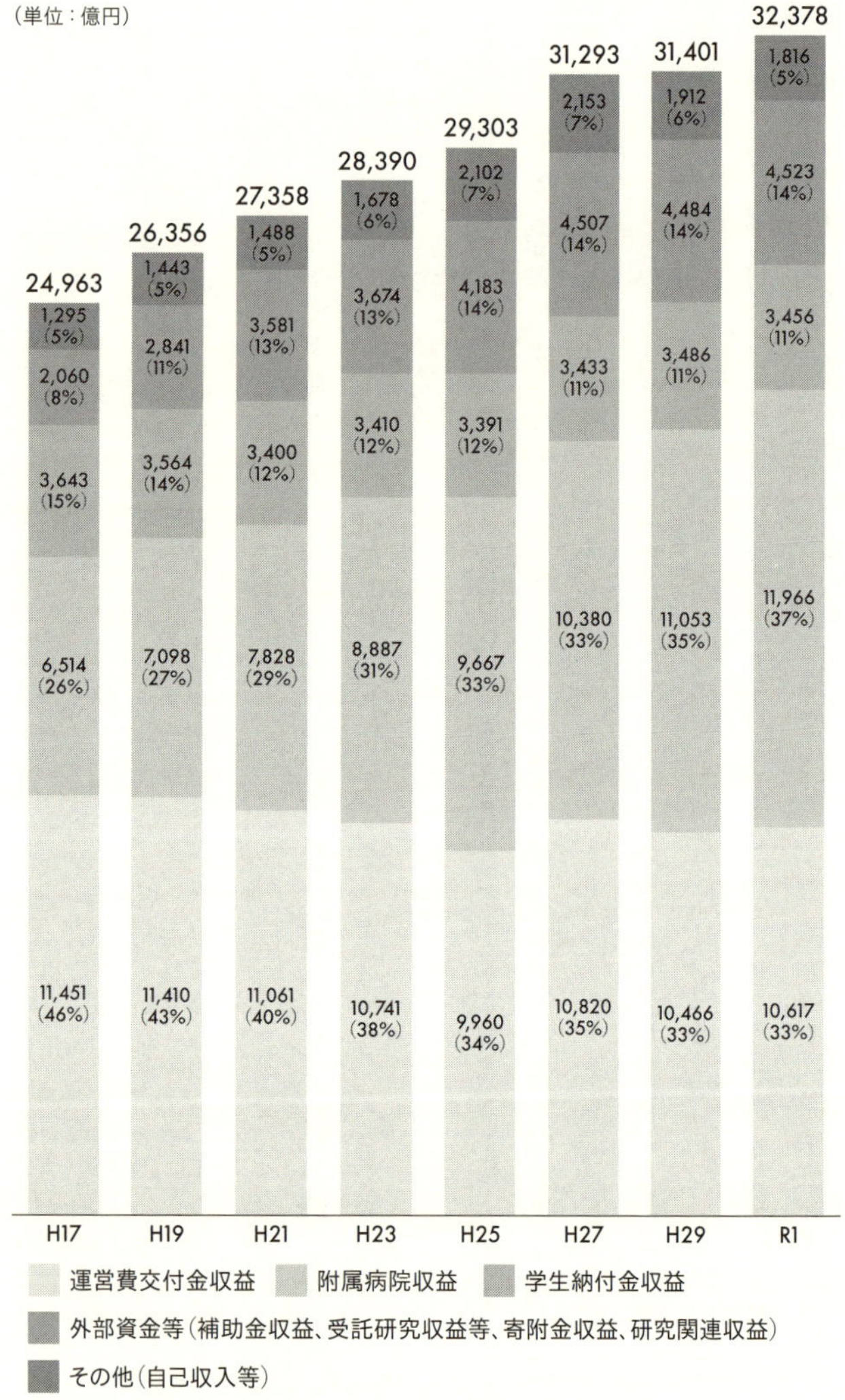

図9　国立大学法人等の経常収益の推移
※文部科学省資料*25より引用

増えていて研究時間が無くなっているという状況が生じており、他の学部と異なり医学部（大学病院）のみこのような収益へのプレッシャーをかけられている現状についての批判の声も上がっています。[*27]

このように、日本の大学病院の医師の研究時間が減少しており、研究ができなくなっている状況が続いていることへの経緯や懸念について論考を投稿したところ、世界で最も有名な医学雑誌の一つLancetに掲載していただきました。[*28] 政府の調査や先行研究をまとめて紹介する短いものでしたが、世界中の医療者・研究者・政策担当者が読むLancetで掲載してもらったことで反響は大きく、Science という別の超有名科学雑誌の記者から取材が来て名前入りでコメントを掲載してもらった他、[*29]「THE世界大学ランキング」で有名なTimes Higher Education というメディアにもこの論考をベースに記事を書いてもらいました。[*30] これらの反応の中で実感したこととしては、海外からみても、経済的に余裕があるはずの日本で研究力が低下しているという現象について関心を持たれていたということと、日本の医師の研究時間の低下や過重労働についての驚きと同情の反応が多かったということです。

なお、筆者がこうした研究力低下の問題について学生に講義をすると、「日本の研究力が低下するとなぜ問題なのか、研究が進んでいる海外からそのまま輸入すればいいのではないか」と質問が来ることがあります。これにはさまざまな回答の仕方がありえると思いますが、例えば筆者が新型コロナウイルス（COVID－19）パンデミックを経て強く実感したこととしては、新しい治療法の開発、海外で開発された医薬品・医療機器の検証など、国内での医学研究が人々の健康や社会に与える影響は非常に大きいということです。国内でこうした研究ができないと、海外で治療薬や治療法が開発されるのを待つしかなくなってしまいますし、いざ輸入しようとなった際に、自前で研究開発できないことで価格交渉の立場上弱くなる恐れもあります。例えば、パンデミックの初期にはイベルメクチンという寄生虫治療薬が、COVID－19に有効〝かもしれない〟という質の低い研究が海外で報告されて以降、一時世界中で論争となりました。国内でも、イベルメクチンの有効性がきちんと確認されていなかったにもかかわらずインフォデミックとして広がり、自己判断で処方する医者が出たり、個人輸入して服用する人が出たりするなど、混乱を招きました。この件は、北里大学が、日本人を対象としたランダム化比較研究を行い、COVID－19には「効果がない」と検証し報告したことで、騒動の沈静化につながりました。[*31] このように、自力で検証する力がないと、国外の質の低い研究・情報に踊らされ、誤った方向に人々を導いてしまう恐れもあります。臨床研究とは少し異なりますが、筆者らが研究によって政策を変えるのに貢献した事例について第3章で紹介しております。

研究力の低下の改善に向けては、現在さまざまな取り組みが行われています。研究力の前提として、研究者を志向する医師や、大学院で学位を取得する医師を増やすことが必要です。そのため、全国の大学で研究医養成を前提とした入学枠の増員や、大学ごとに奨学金や大学院の早期修了などの取り組みを行っています。例えば、基礎医学や社会医学は、臨床系よりも志望する医師が少ない状況が続いていますが、筆者が1つ目の博士号を取得した国際医療福祉大学大学院医学研究科では、博士課程で基礎医学・社会医学を専攻する医師学生は全員授業料が半額になる奨学生制度があります（2025年1月時点）[*32]。これにより、4年間の学費総額が、国立大学よりも低く済む計算であったことから、筆者も早い段階から働きながらの進学を決意できた、ということがあります。

ちなみに、日本では大学院、博士課程で学費を払って進学するのがどの分野でも当たり前ですが、海外では博士課程は奨学金やリサーチアシスタントとしての雇用などにより学費を事実上払わずに、収入・研究時間を確保しながら勉強できるようにすることで、若い研究者を確保する国が増えています。東京科学大学学長の田中雄二郎先生は、2024年3月に開かれた文部科学省の「今後の医学教育の在り方に関する検討会」で次のように発言されています。[*33]

大学院にお金を払って入る国というのは、今はもう世界では珍しいという現実を我々は認識すべきで、（中略）、大学院に入るときに何かを断念しなくてはいけないという、そういう構図になっていると、価値観がこれだけ多様化している中で、それは難しいと思いますね。

また、大学の医師の研究時間を確保するためには、大学で研究に従事する医師を増やすことが望ましいですが、それは医師の都心への集中を解消しようとする現状の新専門医制度をはじめとする偏在対策の流れとは真逆の動きとなってしまいます。大学の研究力向上を考えるのは文部科学省で、偏在対策を考えるのは厚生労働省と担当が異なっている点も問題を複雑にしているところです。この新専門医制度と研究に従事する医師への配慮の相反については、日本医学会連合などが提言を出しており、[*34]今後どのように両立させていくかが焦点となります。

国民医療費の内訳の増加

日本の医療における2つ目の大きな問題が国民医療費です。一般に医療制度・政策の議論において「国民医療費」という場合、医療機関の窓口で支払う金額のことではなく、国全体の医療にかかるお金の「総額」の意味で使われています。患者側が窓口で支払うものについては患者側の「自己負担」として表現・区別されています。また、ここでいう国民医療費は、「保険診療の対象」となる病気やけがの治療に要した費用がカウントされており、個人が自費で行う美容医療などの費用や、自治体・企業がカバーする健康診断・予防接種の費用などは含まれていません。なので、やや不正確ですが、国民皆保険制度の維持・運営にかかるお金、というイメージでとらえることができるかもしれません。

なぜこの国民医療費について考える必要があるのかといえば、この総額が年々増加していて、膨大な額となっているからです。**図10**に示したように、国民医療費の総額は右肩上がりで増加しており、2022年度（令和4年度）は46

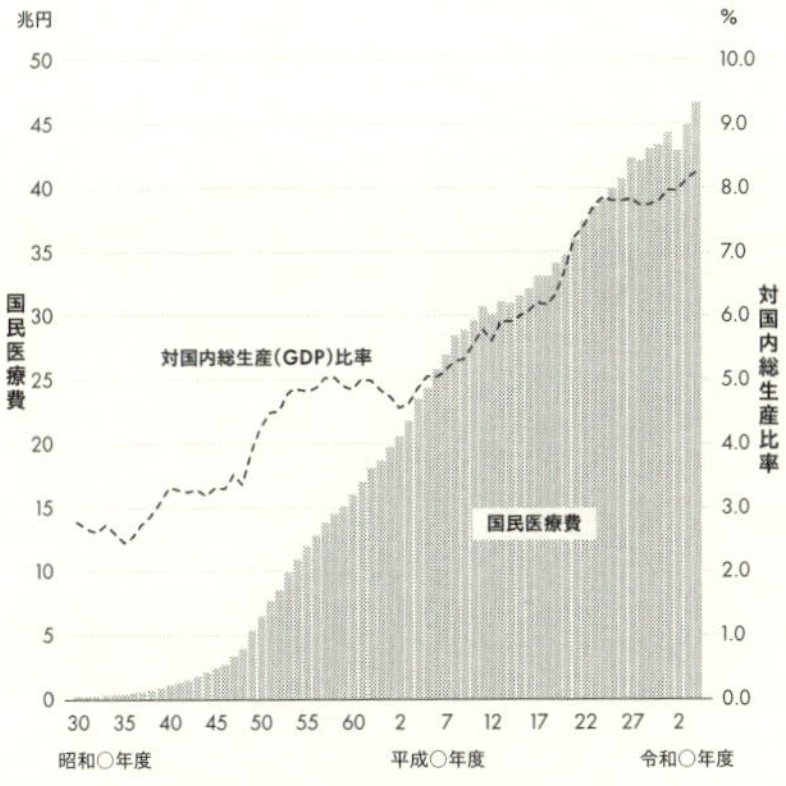

図10 国民医療費・対GDP比率の年次推移
※厚生労働省資料[*35]より引用

兆6967億円、前年度の45兆3599億円に比べ1兆6608億円、3・7%の増加となっています。[*35] この国民医療費の中には、歯科治療の金額も含まれてはいますが、その割合は6・9%程度ですので、ほとんどが病院・診療所での入院・外来にかかるものと、薬局での薬剤にかかるものになります。そのため、国民医療費の議論では、病院・診療所の医療をどうするか、という話がメインとなります。

この国民医療費ですが、財源別にみると**図11**の一番上の軸のようになっています。通常「保険」というと、生命保険のように、加入者の保険料が貯められ、そこから保険金を支払うという助け合いの制度というイメージがあるかと思います。しかし、日本の国民医療費、国民皆保険制度については、財源の50%が保険料（＝国民が支払っている社会保険料の一部）で、残りは患者側の窓口での自己負担と公費によって成り立っています。社会保険料というのは学生の読者の方はイメージができないかもしれませんが、働いて給与をもらうようになると、社会保険料は毎月「源泉徴収」という形で天引きされている（＝毎月支払っている）ことがわかると思います。

そして、この国費の約11・8兆円の規模感がイメージしづらいかと思いますが、2022年度の政府の予算をみてみますと、補正後の予算が110・3兆円となっており、そのうち

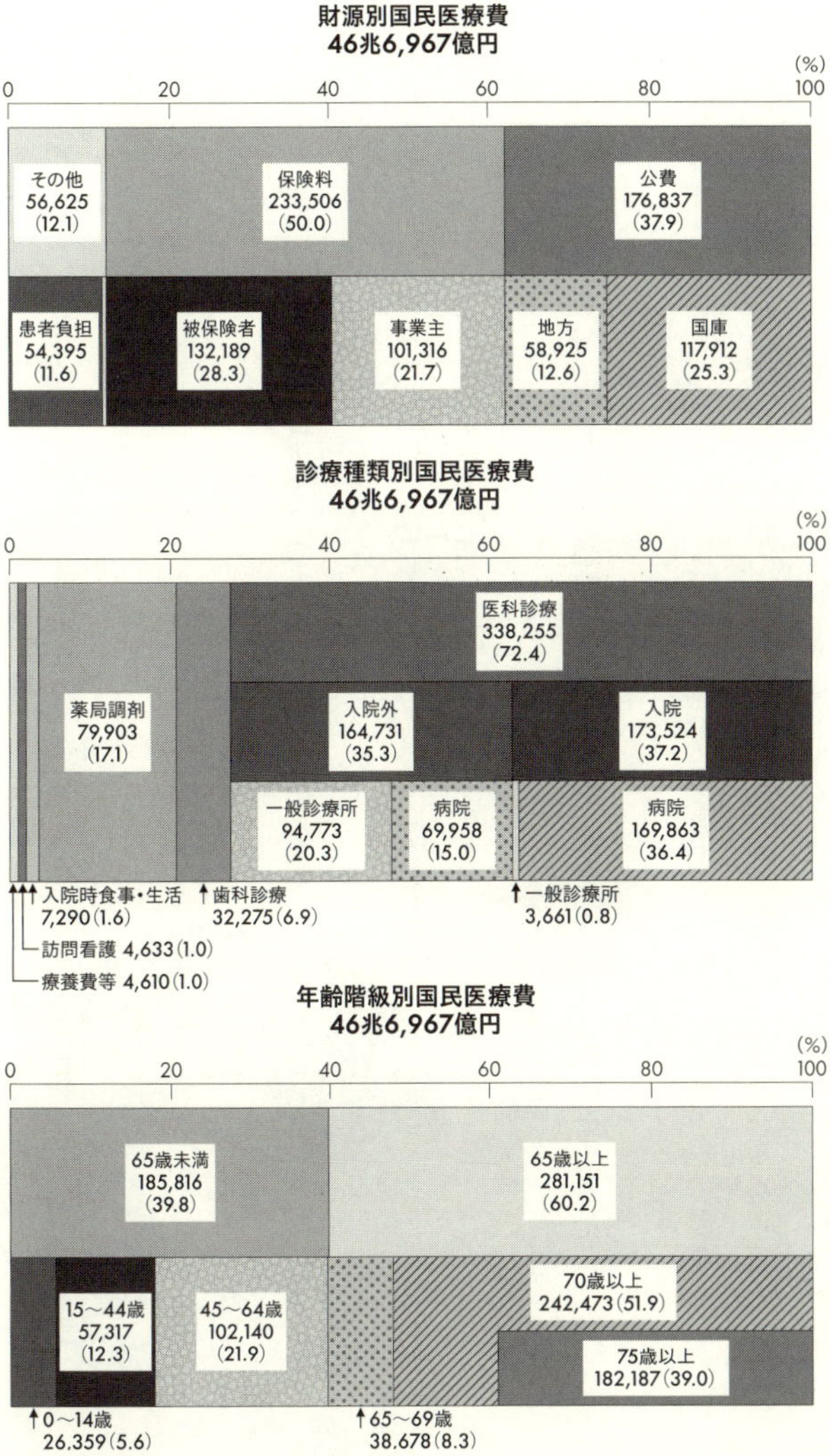

図11　国民医療費（2022年度）の構造
※厚生労働省資料[*36]より引用
※括弧なし数値は推計額（単位：億円）、括弧内の数値は構成割合（単位：%）

の社会保障費の中に医療費が含まれます（図12）。国が支払う医療費約11・8兆円というのは、公共事業、教育・研究、防衛の年間予算の合計よりも高い金額だと考えると、かなりの金額だというイメージがわくのではないでしょうか。

そして、図11の一番下の軸を見てもらうと、国民医療費の年齢階級別の内訳がわかります。これをみると、国民医療費のうち、60・2％が65歳以上の高齢の方々に使われていて、うち51・9％が70歳以上、39％が75歳以上の方々の医療費ということになっています。高齢になるとさまざまな疾患のリスクが上がり、病院にかかる機会も増えるため、必然的に医療費全体の中で高齢者が占める割合は高くなります。

国民医療費全体がこれだけ大きな額になってきた理由として、政府が増加要因として挙げているのは、「高齢化」や「医療の高度化」などです[*38]。前者は、医療を多く必要とする高齢者が増加したことによる影響で、日本で高齢化が進んでいる以上は避けられないもので

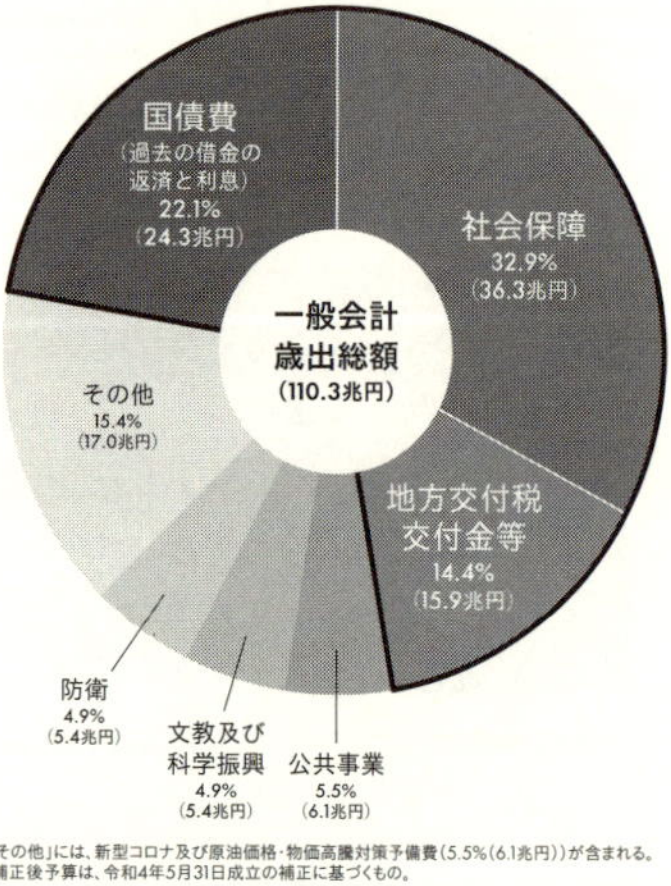

（注1）「その他」には、新型コロナ及び原油価格・物価高騰対策予備費（5.5%（6.1兆円））が含まれる。
（注2）補正後予算は、令和4年5月31日成立の補正に基づくもの。

図12　2022年度補正後予算
※財務省資料[*37]より引用

す。後者については、医療技術が進歩することにより、高価な医薬品・医療機器が使われるようになったり、医師の専門性が深まることで患者の多様なニーズに合わせたより質の高い医療が提供されるようになったりすることで、これによる医療費の増加は他国でもみられています。[*39] なお、こうした医療の高度化が、日本の国民医療費の増加に与える影響の〝大きさ〟については研究者の間でも議論があるところですが、国民医療費を増加させている原因の一つであることについては多くの専門家が認めるところです。[*39・40] そして、世界各国で標準的に行われている医療を受けられるようにする、という日本の医療制度の前提に立てば、世界中で医療が進歩している中で、日本だけそれを導入しないわけにはいかず、これによる医療費の増加もある程度避けられないものと考えられます。

このように、高齢化や医療の高度化が進んできたことが、国民医療費の増加をもたらしてきたと考えられています。そして、今後も高齢化は続くこと、医療の高度化も続いていくことから、今後もこうした理由により〝自然に〟医療費が増加していくことは避けられないだろうと考えられており、これらの理由による増加を「自然増」と呼んだりしています。

国民医療費増加は日本経済にとっては悪なのか

国民医療費の増加が問題である、と多くの人に考えられるようになった一つのきっかけは1980年頃であると考えられています。通称「土光臨調《どこうりんちょう》」と呼ばれた国の行政改革分野の会議が1981年に発足し、そこでの議論で「国鉄・コメ（米価）・健康保険」が日本経済の足を引っ張る3Kとして名指しされました。[*41] 第4章でも紹介しますが、同時期の1973年から高齢者の医療費自己負担が無料になる制度が導入されており、それによる国民医療費の急速な増大や、過剰な医療などが問題視されるようになっていました。

そして、1983年に当時の厚生省（現：厚生労働省）の幹部が、「このまま医療費が増え続ければ国家がつぶれるという発想さえ出ている。これは仮に〝医療費亡国論〟と称しておこう」とする内容の論文を発表し、反響を呼びました。[*42] この時期、こうした考えを基に、高齢者の医療費無料が中止され、医師数を増やさないようにするなどの政策変更が行われました。この時の「医療費亡国論」は、その後の国民医療費の増加（自然増）を説明しきれてはおらず、現在に至る医師不足・偏在を招いたなど批判も多くありますが、国民医療費の拡大について批判的な目でみる意見がなかった時代においてはかなりインパクトがあったようです。[*43] それ以降、日本経済にとって国民医療費の増加は〝悪〟だとする見方が強まったと見られています。

実際に、国民医療費増加が日本経済の足を引っ張っているのか、ということについては、これもまたさまざまな議論があります。難しい論点ではありますが、そもそも医療はエッセンシャルワークであり、国民のために必要な医療を用意することが優先される側面があるため、経済成長に貢献すべきかどうかという議論が馴染《なじ》まない領域です。そうした議論を抜きにして先行研究を見てみると、必ずしも医療・福祉は経済にとって全くの〝お荷物〟だったわけではなく、むしろ雇用誘発・生産誘発を通して経済の下支えをしてきたという見方があります。[*44・45] これは、医療や福祉などが提供される過程で、病院や施設において雇用を生み出し、また医薬品や設備の購入などにより他の産業・経済へ波及効果を生じた結果、日本経済に良い影響〝も〟与えてきたという見方です。

とはいえ、この事実をもって、「医療は経済に貢献しているから国民医療費はいくら増えても問題ない」という意見には、共感できません。国民医療費が増えるということは、その財源として、国が払う医療費が増えたり、国民の社会保険料や窓口負担が増えたりするということです。国が払う医療費も、税金などが元になっていると思えば、いずれの手段でも国民の負担が上がることになります。

また、国民医療費の増加、すなわち提供する医療の増加が、今後もずっと日本の経済に良い影響を与えるかはわかりません。例えば、近年医薬品・医療機器の貿易赤字は拡大しています。2010年に医薬品は1・2兆円、医療機器は0・4兆円だった貿易赤字は、2022年にはそれぞれ4・52兆円、0・6兆円に拡大しています。[*46] この中にはパンデミックに伴うワクチン輸入などの一時的な悪化も含まれていると考えられるため今後も総額が拡大し続けるかは不透明ですし、日本企業が海外生産を行うようになっている分も含むので、これらの金額が全て外資系企業に流れているわけではないと考えますが、貿易赤字が拡大していくと、国内の産業・経済への波及効果が弱くなっていく可能性もあります。

その他、医療は確かに雇用を生み出してはいますが、少子化で労働者が減っている日本において、医療が労働者の雇用を増やすということは、他の産業に労働者がいかなくなるということです。実際、日本では、医療・介護分野に労働力が集まってきた結果、生産性の高い産業や成長産業の労働力が増えなかったという分析もされています。[*47] これは、医療の世界の中のロジックでいえば、高齢化で医療を受ける人たちが増えているから当然医療従事者の人手も必要、ということで、仕方がないことではありました。しかし、このまま高齢化に合わせて医療・介護に労働者を集め続けると、他の産業が労働者不足で衰退する恐れがあります。

そして、2023年にはドル建て名目GDPでドイツに抜かれ世界第4位になり、政府の2024年度当初予算も12年ぶりに減少するなど、日本経済をめぐる環境が変わる中で、国民医療費の無制限な拡大を許容できる余裕もなくなりつつあります。加えて、財政赤字の問題、社会保険料高騰に対する国民の反発などもあり、対策を取らざるを得ない状況となっています。

なお、政府としては国民医療費の伸びを抑える方策として、「診療報酬改定」や「薬価改定」などを行っています。診療報酬とは、ざっくりいえば国民皆保険制度でカバーされる医療の価格・値段のことです。日本では保険診療（国民皆保険制度でカバーされる医療のみを受ける）の場合、全国どこの医療機関を受診しても医療行為ごとの価格が変わらないように設定されており、この価格の3割を患者側が窓口で支払い、残りは保険料や公費でカバーする仕組みとなっています。この価格を変更するのが診療報酬改定であり、ここで各医療行為の価格を下げれば、国民医療費を抑えることができ、国が支払う公費も減らすことができます。薬価も同様に、国が設定した全国一律の価格を下げれば、国民医療費が抑えられ、国が支払う公費も減らすことにつながります。ただし、診療報酬を下げれば医師側の収益が減ることになり、薬価を下げれば製薬会社の収益が減ることになるため、当然彼らから反発も生じます。この政治的調整の難しさから引き下げは簡単ではありませんし、前述のように日本は医師が診察する患者自体が多いので、それぞれの単価・価格自体も既に低めに設定されており薄利多売の構造となっているので、あまり削れる部分は大きくありません。そのため、こうした診療報酬改定・薬価改定による削減よりも自然増分の方が大きく、現在に至っています。

国民医療費増加は回避できないのか

国民医療費について多くの方が考える疑問として、今の〝国民皆保険制度を維持しながら〟国民医療費の〝総額を減らしていく〟ことはできないのか（＝年間の国の医療費の総額を、前の年よりも低くしていくことができないのか）、というものがあると思います。例えば、日本の医療に何らかのシンプルな構造的課題があって（例：医者が多すぎる、病院のベッドが多すぎるなど）、それを改善することで、社会保険料も上げず、受けられるサービスも低下せず、自然増で増える分以上に国民医療費を大きく下げられるような解決策はないのか、というものです。

この分野については長年の研究の蓄積があるので、全てを紹介することはできませんが、慶應義塾大学総合政策学部名誉教授の印南一路先生の言葉を借りれば、「『魔法の杖』は存在しない」と考えられています。[*48] これは、例えば「医師数を減らす」とか「病床数を減らす」といった一つのシンプルな方法で全てを解決することはできない、ということです。そのため、国民医療費を自然増する分よりも削減しようと考えるのであれば、保険で受けられる医療の範囲を大幅に減らすとか、窓口の自己負担を大幅に増額して誰もが気軽に病院にかかれないようにするとか、国民皆保険制度の前提を崩すような制度改正を行わない限り難しいということになります。

また、よくある意見として、「病気になる人が増えると医療費が増えるのだから、国全体で予防医療を進めて病気になる人を減らせば国民医療費を減らせるのではないか」というものがあります。結論から言うと、以前は専門家の間でもこのように考えられていましたが、現在ではこの考え方は一部否定されています。

かつては予防をすすめることで国民医療費削減につながる、と広く考えられ、予防のための政策推進の根拠ともなっていました。しかし、予防によって健康になり長生きすることで、結局生涯全体でかかる医療費は減らない可能性がある、ということが多くの研究によってわかってきました。東京大学大学院医学系研究科臨床疫学・経済学教室教授の康永秀生先生によれば、政府が「予防で医療費削減」と言わなくなったのは、2019年の「「健康寿命の延伸の効果に係る研究班」議論の整理」において、予防医療について「(生涯医療費は)あまり変わらない又は増加する可能性」と記載されてからだとしています。[*40] 筆者が学生や行政官だった頃はまだ「予防で医療費削減」という考えが主流だったと記憶していますので、この点については医療関係者の中でも認識がアップデートされていない方もいるかもしれません。

なお、この話において、誤解をしないでいただきたいのは「予防には意味がない」ということではありません。予防医学の分野にはきちんとしたエビデンスが蓄積されており、重篤《じゅうとく》な疾患に罹《かか》ることを防ぐことで健康寿命を延ばしたり、生活の質(Quality of life:QOL)を向上させたり、という効果が期待できるので、個人というミクロの観点でも、集団や政策などのマクロの観点でも予防には力を入れるべきです。あくまで長い目で見た時の「国が支払う医療費全体」について削減できない可能性がある、という意味ですので誤解がないようにしていただきたいと思います。また、今後研究が進む中で、予防で医療費削減が確実にできる疾患・領域が特定される可能性もあるかもしれませんので、認識や政策を適時アップデートしていくことも求められます。

このように、国民医療費全体を大きく減らすための、これ、というシンプルな解決策はありません。そして、予防の話もそうですが、国民が受ける医療を手厚くしたり、健康寿命を延伸《えんしん》させたりするような政策をとれば、むしろ国民医療費は上昇する可能性があります。そのため、削れるところを削って、節約して、国民医療費の増加スピードを緩やかにすることが現実的な目標、とされており、毎年さまざまな制度改正が行われています。このように国民医療費全体が伸びていくことはやむを得ないが、その伸びるスピードをできるだけ緩やかにする、ということが現在の目標であるため、政府においては医療費〝削減〟ではなく医療費〝適正化〟という表現を用いています。

しかし、「国民医療費の増加は仕方ないから」といって、不要な医療をたくさん行って無駄遣いすれば医療費の増加スピードはどんどん早くなってしまいます。他方で医師を減らす、病床数を減らす、窓口の自己負担額を大幅に上げる、高額な医療を保険で受けられないようにするなど、さまざまな〝改悪〟をすれば国民医療費は下がるかもしれませんが、それでは何のために国民が皆保険制度のために高い社会保険料を払い続けてきたのかわからなくなってしまいます。現に、医療費亡国論以降、医師数の抑制などを行ってきた結果、国民医療費の総額を減らせない一方で、医師不足・偏在により医療現場の負担が大きくなるなど、混乱が生じてきました。今後は、全国の国民が適切な医療を受けられるような医療提供体制の確保と、医療費適正化の両立が求められます。そのためにも、今後は特定の領域・方策に解決策を求めるのではなく、あらゆる領域で不要な部分・無駄な部分を削る、医療全体を効率化・集約化し体制を維持する、ことを通して、健康保険料の上昇や自己負担の上昇などを抑えていく方向性を探る必要があります。

国民医療費の財源、負担の世代間公平

国民医療費の問題で、議論が避けられない問題の一つが財源の問題です。ここまで述べてきたように、国民医療費が急速に増大していかないよう、さまざまな改革・政策により「適正化」を目指していくことは必要不可欠ですが、国民皆保険制度を維持し続ける以上、高齢化・医療の高度化などを理由とした「自然増」は避けられないとみられています。前述のように、今後、国民医療費が増えていくことが確実ということは、その財源の問題を考える必要があります。

図11の一番上の軸が財源の構成となっています。内訳の左側を見ると、「公費」（37・9

％）、「保険料」（50・0％）、「その他」（12・1％）の3種類から成っています。「その他」のうち95％以上が患者負担なので、実質、公費・保険料・患者負担の3種類として考えた方がわかりやすいでしょう。

今後国民医療費が増えていくとなると、これらを増やしていく必要がありますが、公費が増えるということは税金が増えることになり、保険料が増えるということは国民が毎月支払っている社会保険料が増えることになり、患者負担が増えるということは医療機関の窓口で支払う自己負担が増えることになります。政府が何らかの方法で、医療以外の分野の予算を削減するなどして、増税なしで公費の増加分をまかなってくれるような奇跡が起これば話は解決なのですが、先にも述べたように、国民医療費のうち国が支払う分は公共事業、防衛の年間予算の合計よりも高い金額となっているため、他を削って大きな予算が出てくるとは考えにくいところです。現実目線で考えると、公費・保険料・患者負担の3種類の財源を少しずつ増やして対応していくことになるので、いずれの手段でも国民の負担増加は避けられないと考えられます。

その場合、どの種類の財源をどう増やすのがいいのか、ということを考える必要があります。まず、患者負担（医療機関の窓口での自己負担）ですが、これは見直しの余地があると考えられ議論されている分野で、詳しくは第４章で後述します。しかし、３種類の財源の中で占める割合としては小さいことと、「普段から健康保険料を払っている代わりにいざという時に安く医療を受けられる」という国民皆保険制度そのものの根幹に関わる部分であるため、極端な値上げはできない、という分野です。そのため、公費または保険料の増加を考えていくのが順当になります。

財政の問題は複雑なので、詳細に説明しきれませんが、公費負担を増やす場合、多くの場合は増税によって財源を確保することになります。しかし、増税は選挙で不人気につながることから、結果として社会保障の領域では増税による公費負担の増加ではなく社会保険料の増加が政策として選択される傾向があると指摘されています。[*49] 国民の立場からすれば、強制的に支払わなければならないという点では、税金も社会保険料も変わりませんが、税金と違って社会保険料の引き上げはわかりづらく、反対が起きにくいのは確かです。そして、医療と同様に年金や介護なども高齢化により保険料の引き上げが求められていることから、社会保険料全体で段階的に引き上げられてきています。実際に、勤労者世帯（２人以上の世帯のうち勤労世帯）の家計ベースでみると、２０００年から２０２２年にかけて所得は６７５万円から７４１万円（約１・１倍）までしか増えていない中で、直接税（所得税・住民税等）は、48万円から59万円（約1・2倍）に増加、社会保険料は、58万円から81万円（約1・4倍）とそれを上回る増加となっています。[*50]

やや込み入った話になりますが、「社会保障と税の一体改革」と呼ばれる改革以降、消費税の税収は社会保障4経費（医療、介護、年金、子育て）にあてることとされ、消費税収で足りない分を国庫から出すということになっています。消費税は2014年（5%→8%）、2019年（8%→10%）と引き上げられてきましたが、社会保障経費の増加も続いていたことから、現状、消費税の税収よりも社会保障経費の方が大きい状況が続いています。こうしたことから、社会保障の財源不足のための増税、という議論になると、まず消費税を上げる、という議論がよく行われます。しかし、消費税については生活に直結

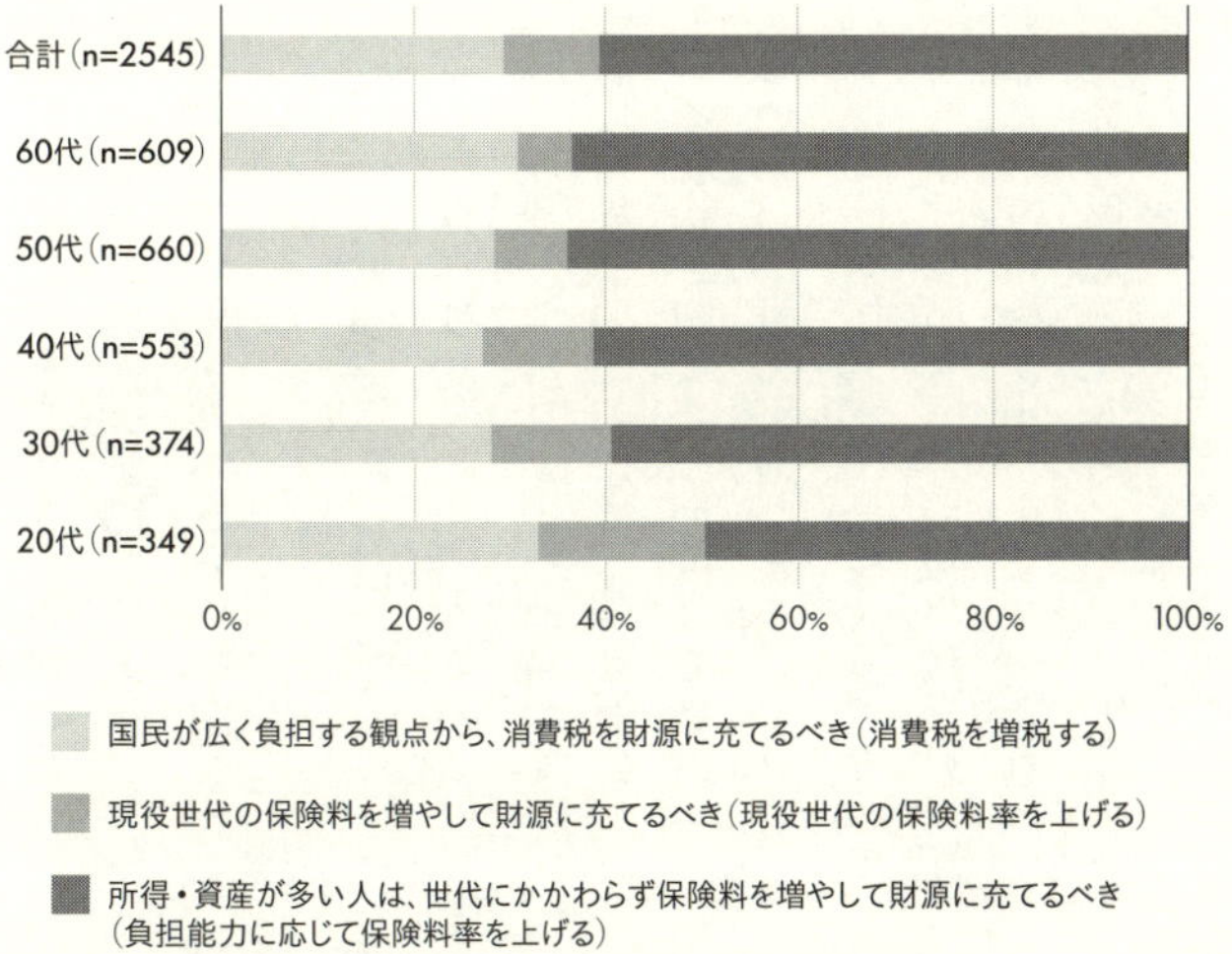

図13　「今後の公的医療保険・介護保険の負担のあり方について（単一回答）」
※三菱総合研究所の調査[*51]より引用

するものというイメージから、その増税については国民の反発はとても大きなものがあります。例えば、2024年に三菱総合研究所が実施したアンケート調査（**図13**）によると医療保険・介護保険の財源について、消費税よりも社会保険料で対応するべきという回答が全ての世代で多くなっています。[*51]

社会〝保険〟なのだから、その財源不足については〝保険〟料を増やして対応すべき、というのは順当な考え方のようにみえます。しかし、現状の社会保険料には上限があることから超高所得者において負担が相対的に軽くなるといった構造がある上、社会保険料の引き上げは現役世代に負担が偏るなどの問題点が指摘されています。[*52] そのため、若年層の貧困化や格差拡大、それによる非婚化・少子化が生じている現状を踏まえ、全世代で負担する消費税の増税の方が社会保険料引き上げよりも望ましいという考えもあります。[*53] これはさまざまな議論・意見があり、どちらが良いと一概にいえるものではありませんが、日本総合研究所の調査によれば、医療費の負担増加については国民の67%が「現役世代だけでなく高齢者を含む国民全体で負担すべき」と考えているという結果が出ています。[*54] これらを踏まえ、今後は若年層・現役世代に負担が偏らないための財源の在り方についても議論を深めていく必要があります。

医薬品の供給不足、ドラッグロス

近年、急速に生じている問題として、医薬品の供給不足の問題があります。

前述のように、日本では医療費の伸びを抑える必要があることから、その一環として、医薬品にかかる費用（薬剤費）を抑えるため、定期的に個々の薬の価格（薬価）を引き下げ、薬剤費全体が伸びないようにするという政策がこれまでとられてきました。特に2018年度に薬価制度の抜本改革として、それまで診療報酬改定と合わせて2年に1度だった薬価の見直し（薬価改定）を、診療報酬改定のない年にも「中間年改定」をすることにして薬価改定を毎年行うことにするなど、薬価のルールの変更を繰り返してきました。こうした結果として、新しい高額な医薬品が登場してきた中でも、既存の薬の薬価を下げるなどして、薬剤費全体は10兆円を超えないように近年推移してきました。例えば2025年度の薬価引き下げでは全体で2500億円の削減となっていました。[*55] これは、医療費抑制の観点ではうまくいっているように見えますが、他方で、製薬会社側の利益を減らすという形で負担を強いてきたことになります。

医薬品は、医療で使う・必要とするものであり、供給できないことは社会的信用の低下に繋がることから、製薬会社としても、「儲《もう》からないからもう売りません」とは言い難い構造があります。そのため、繰り返される薬価引き下げに対して、コストカットなどで対応してきました。そうした結果、重要な「品質」「安全性」が軽視される結果となり、2020年以降、ジェネリック医薬品メーカーで品質不正が多数発覚する事態となりました。特に、製薬会社「小林化工」が製造していた水虫の薬に睡眠薬の成分が混入した事例では、健康被害や交通事故が多数報告されたこともあり大きな批判を呼び[*56]、同社は2021年に行政処分を受けています。その他にも複数社が業務停止命令などを受けた結果、医薬品の供給が滞るようになり、医療現場で医薬品が使えなくなるという事態が生じるようになりました。

もちろん品質不正を行っていた製薬企業には問題があるのですが、そのような事態になった背景として、繰り返された薬価引き下げの結果、現場での行き過ぎたコストカット・安全軽視に繋がってしまったと考えられています。加えて、同時期から、原材料価格の高騰などの状況もあり、世界的に医薬品供給不足が問題となっていました。そうした状況も重なり、国内での医薬品供給が安定しない状況が続いています。日本製薬団体連合会の調査では2024年の年間を通して全医薬品の2割前後の約3000品目が「限定出荷」「供給停止」など入手しづらい状況が続いていることが報告されています[*57]。筆者も医師として外来をやっている中で、「〇〇薬の在庫がないので、他の薬に変更してもらえませんか」と薬局から連絡が来る機会をここ数年で度々経験するようになっています。このような状況を招いた薬価制度のあり方について、日本製薬工業協会（製薬協）などが見直しを求めていました。[*58] また、こうした流れを受け、国民民主党と立憲民主党は薬価改定を2年に1度に戻すことを盛り込んだ議員立法を提出するなどの動きもみられていました。[*59]

さらに、製薬協は、こうした薬価引き下げが続くことにより、国内の製薬企業が苦しむだけでなく、ドラッグラグ・ドラッグロスが表面化していることについても問題提起しています。ドラッグラグとは、海外で承認された薬が日本で承認されて使えるようになるまで時間がかかること、ドラッグロスとは、海外で承認された薬が日本で開発・導入されず、使えないという状況のことです。これはどういうことかというと、日本の薬価が低いことや将来的に引き下げられる見込みが高いことなどから、海外の製薬企業からすると日本向けに開発・販売したとしても相応の売り上げが見込めないため、日本向けの開発や販売に積極的になれない、あるいは全くしない事態が生じるということです。[*58] 製薬協の調査によれば、2024年3月時点で、欧米で承認されている135品目の医薬品が、ドラッグ・ドラッグロス状態となっていたことが報告されています。[*60]

こうした状況の改善に向けて、岸田政権で2024年度薬価制度改革などが行われ、製薬業界からは歓迎の声も聞かれていましたが、石破政権になって方針が転換され、次年度の薬価改定で革新的医薬品の薬価引き下げのルール拡大を行う方針を2024年12月に示したことで、製薬業界から強い反発が起こりました。特に米国研究製薬工業協会と欧州製薬団体連合会の共同声明では次のように強い抗議を表明しています。[*61]

私たちは、これまでも、ほぼ10年の間、度重なる薬価算定ルールの変更や特許期間中の新薬の毎年薬価改定により、日本の創薬イノベーション・エコシステムの環境が衰退していることについて懸念を表明してきました。その結果として、開発初期段階のパイプラインにおける日本のシェアの低下、研究開発投資の停滞、海外では利用可能な革新的医薬品が日本では発売されないドラッグ・ロスが生じています。

本年4月に施行された2024年度（令和6年度）薬価制度改革、7月に創薬エコシステムサミットで提唱された政策目標、来年予定されている官民協議会の計画など、当時の岸田政権は、日本のエコシステムを回復し、ドラッグ・ロスを防止するための重要な第一歩を踏み出しました。私たちは、この前向きな方向転換を歓迎し、政策提案、バイオベンチャー・ファンドその他の投資イニシアチブに着手しました。私たちの会員企業においては、日本での医薬品開発計画を再検討したばかりか、実際に開発を加速させた企業も多くあります。

しかしながら、それからわずか数か月後、石破政権が方針を転換し、2025年度（令和7年度）中間年改定において、革新的医薬品の薬価引下げのルールを拡大したことに、私たちは驚き、深く失望しています。

（中略）

今回の決定は、日本が創薬力の低下とドラッグ・ロスを生じさせた道に再び後退させるものです。今年に入り、私たちは、日米欧製薬団体合同調査において、30社中28社が新薬開発や投資意欲を低下させた最も大きな影響を与えた政策として中間年改定を挙げたということをお示ししました。最先端の治療法に対する予見性があり支援的な保険償還の環境がなければ、創薬エコシステムサミットで提案された目標を達成できなくなり、官民協議会の努力も無駄になるでしょう。

薬価関係の詳細や医薬品をめぐる制度は複雑なので、ここでは全て詳細に紹介しきれないのですが、厚生労働省側は「ドラッグロスの原因は薬価だけが原因ではない」とし、製薬業界の一部の主張に対し検証を求める見解を示しています。[*62] とはいえ、製薬業界に負担をかけ続けるような薬価改定・制度を見直さないことには、医薬品供給不足や、ドラッグラグ・ドラッグロスの解消につながらないのではないかと危惧しますし、医療制度を支えている製薬業界の声も聞きながら一定の信頼を得られるような政策を実施していくべきではないかと考えます。

なお、筆者はこれらの製薬関係団体と何らの利益相反や利害関係にないことを付言しておきます。

医療政策・制度の動向を把握するために

ここまでみてきたように、日本の医療をめぐる問題は多岐にわたり、複雑です。こうした医療をめぐる政策や、制度について、一般の方が全てを追いかけるのは困難かと思われます。一方で、医療関係者や、医療に関する仕事・調査・研究をされる方々には、最新の情報をいち早く入手したい、信頼のおける情報を入手したいというニーズもあるかと思いますので、参考までに整理・紹介させていただきます（**表8**）。

まず、日本の医療は国の制度によって規定されているため、国の方針・動きが最も重要です。医療制度そのものを担当（所管）しているのは厚生労働省なので、その時その時の制度の最新情報は厚生労働省の担当部署が出しているものが最も信頼のおける情報になります。一方で、今後、制度や政策がどのように変わっていきそうか、という視点で見ると、政府全体に目を配る必要が出てきます。

	組織・会議など	議論する内容など
内閣府	経済財政諮問会議	「経済財政運営と改革の基本方針」（骨太の方針）
	規制改革推進会議	「規制改革実施計画」
	規制改革推進会議 健康・医療・介護WG	医療で規制改革が必要な論点
財務省	財政制度等審議会財政制度分科会	各分野の財政面の課題や制度改革の必要性について議論、社会保障の回で医療にも言及
厚生労働省	社会保障審議会医療部会	医療政策全般
	社会保障審議会医療保険部会	医療保険制度全般、医療部会と合同で「診療報酬改定の基本方針」を決定
	中央社会保険医療協議会（中医協）	社会保障審議会の方針に基づき、診療報酬の点数や算定条件について議論
文部科学省	高等教育局	大学の制度を所管、医学教育課で医学部教育・入試を所管
	今後の医学教育の在り方に関する検討会	大学病院の問題、偏在対策、研究力の低下など幅広く議論

表8　医療政策・制度に関連する議論が行われている政府の会議等（2025年1月時点）

医療に限らず政府の政策全般の話になりますが、今後政府内で進めていくことが〝確実〟な方針は、「経済財政運営と改革の基本方針」（骨太の方針）や「規制改革実施計画」です。これらの方針は閣議決定という方法で決定されますが、これは全大臣が署名して決定されるもので、決定した後に各省庁から反対して覆すということが基本的にできません。そのため、毎年6月ごろに出るこれらの方針に書かれている医療関係の政策は、基本的には政府が確実に実施するものとみていいと思います。なお、規制改革実施計画を議論する規制改革推進会議の下にはワーキング・グループ（WG）があります。ここではさまざまな政策課題について規制改革実施計画に入れるべきかどうかを含めて議論するのですが、ここで槍玉に挙げられた内容は、各省庁側が対応を余儀なくされるケースもあるため、規制改革実施計画に盛り込まれない内容でも、重要な議論がなされる場合もあります。この具体例は、第3章で紹介したいと思います。

医療政策という観点で見ると、最も有名なのは中央社会保険医療協議会（中医協）です。ここで、診療報酬の個別の項目の点数や算定条件を議論し、2年に1回の診療報酬改定に反映させていくので、診療報酬が変わるかどうか、という観点ではここでの議論が最も重要となります。なお、中医協での細かい議論に行く前に、医療政策全般を審議する社会保障審議会という別の審議会で「診療報酬改定の基本方針」というのが決定されます。中医協もこの基本方針に沿って決定していくことになるため、そこでの議論も重要です。また、社会保障審議会では、診療報酬以外の、医療政策全体の議論も行っているので、今後の政策についての最新の議論の動向を知ることができます。なお、これらの会議以外にも、「美容医療の適切な実施に関する検討会」のように、喫緊の課題に対して、一時的に検討会を設置し議論するということもあります。美容医療については第2章で紹介させていただきます。

また、厚生労働省とは異なる立場で医療について議論するのが、財務省の財政制度等審議会（財政審）におかれる財政制度分科会です。これは政府の予算編成、すなわち財布の紐を握る財務省において、予算の観点を重視して議論する場です。医療に限らずあらゆる政策分野が取り上げられますが、「社会保障」を取り上げる回では医療についても言及されます。中医協では日本医師会など医療関係者が多くメンバーとなっており発言力をもっていますが、財政審の方では医療関係者はメンバーに入らず、財政・経済の観点を中心に医療制度の改善点などを議論します。そのため、現状の医療制度についてドラスティックな改革の方向性を提案することも多く、財政審で医療が槍玉に上げられると、すぐに日本医師会の会長が記者会見を行い医療の立場から批判するという流れがよくみられています。財政審の議論は絶対的なものではありませんが、政府の予算編成や各省庁の政策に影響を及ぼすものであり、政府の政策の方向性がみえる議論となっています。

また、医学部における教育や入試などは、大学制度を所管する文部科学省の担当になっています。前述の研究力低下の問題は、大学・大学病院に所属する医師が関わる問題であり、文部科学省の「今後の医学教育の在り方に関する検討会」でも重点的に議論が行われました。

このように、医療をめぐる問題は厚生労働省以外にも政府部内のさまざまなところで議論が行われています。政府以外の立場で、医療政策について発言力をもっている団体としては、日本医師会が筆頭にあげられます。2022年11月1日時点の日本医師会の会員数は、173685人で[*63]、厚生労働省「医師・歯科医師・薬剤師統計」の同年12月31日時点の医師数の総数343275人であることを踏まえると[*64]、医師の半数程度が加入している団体ということになります。これは、弁護士会などと違って医師会への加入が強制でないためです。

その他、大学病院勤務医の問題について発信している団体として、一般社団法人全国医学部長病院長会議などがあります。また、診療領域ごとにさまざまな団体や協議の場が存在しており（例えば精神科領域なら七者懇談会など）、それぞれ医療の在り方について議論したり、政府などに提言を行ったりしています。

学術的な立場としては、学会がありますが、診療分野ごとに多数の学会が存在しており、それぞれの規模はそこまで大きくない場合もあります。実際日本の全分野の学会の中で臨床医学分野の学会が最も多いという調査もあるなど[*65]、日本は医学系の学会・研究会は多すぎるという批判の声もよく聞かれます[*66]。例えば精神科の場合、専門医の資格維持のための単位取得の対象となる学会等は地方会など含めて100以上あります[*67]。数多ある学会の中で、最も発信力があるのは、各診療科の基本領域学会です（**表9**）。これらの学会は、その診療科の専門医の資格認定に深く関わることから、その診療科を代表して発信することが多くあります。

なお、医学分野で特徴的な点として、これらの基幹学会が、研究者・学者だけでの純粋なアカデミアの団体ではないという点があります。通常、「学会」といえば、学者が集まって研究発表を行う場をイメージされる方が多いと思いますし、多くの学術分野はそのようになっています。しかし、この**表9**に示した学会は、専門医資格の取得のために入会する必要があるという立ち位置になっていることから、大学などに所属し研究に力を入れている医師よりも、研究に従事しない一般の勤務医・開業医の方が加入者としては多く、その診療科の職能団体のような要素をもっています。そのため、勤務医と開業医で意見が分かれる問題について発信しづらかったり、加入者・関係者が多く意見調整に時間がかかる場合があったりするなど、いわゆる他の学術分野の「学会」とは異なる政治力学が働く場だと個人的に感じています。

その他、日本の医療系の142の学会の連合体として、日本医学会連合というものもあります[*68]。ここでは医療制度全般に関わる問題について、各基本領域の学会から代表者を集めて協議したり、合同で調査を行ったり提言を出したりと、利害関係から距離を置き、アカデミックな発信を行っています。

余談ですが、産業医として従業員と面談している時などに、「いい医者の見分け方を教えて欲しい」と、質問を受けることがあります。しかし、実際のところ、自分自身も、他の診療科や他の地域のことはよくわかりません。研究面で優れているかどうかなどは論文の質や数で把握できますが、臨床医として優れているかどうか（＝患者さんからの満足度が高いかどうか）というのは、よほどのトラブルなどを起こさない限りは、同じ医者同士であってもよくわからないのです。そのため、絶対的な保証ではないとしつつも、まずは医療機関のHPなどをみて、新専門医制度の基本領域の「専門医」資格をもっているかどうかでみてはどうか、と回答するようにしています。それが唯一、全国共通、全診療科共通の医師の専門性に関する資格だからです。

内科	日本内科学会
小児科	日本小児科学会
皮膚科	日本皮膚科学会
精神科	日本精神神経科学会
外科	日本外科学会
整形外科	日本整形外科学会
産婦人科	日本産婦人科学会
眼科	日本眼科学会
耳鼻咽喉科	日本耳鼻咽喉科学会
泌尿器科	日本泌尿器科学会
脳神経外科	日本脳神経外科学会
放射線科	日本医学放射線学会
麻酔科	日本麻酔科学会
病理	日本病理学会
臨床検査	日本臨床検査医学会
救急科	日本救急医学会
形成外科	日本形成外科学会
リハビリテーション科	日本リハビリテーション医学会
総合診療	日本専門医機構 ※基幹となる学会をもたない

表9　新専門医制度における基本領域とその基幹となる学会

参考文献

＊1　日本ＷＨＯ協会、『ユニバーサル・ヘルス・カバレッジ（ＵＨＣ）』
https://japan-who.or.jp/factsheets/factsheets_type/universal-health-coverage/

＊2　外務省、『世界の医療事情　英国』
https://www.mofa.go.jp/mofaj/toko/medi/europe/uk.html

＊3　外務省、『世界の医療事情　カナダ』
https://www.mofa.go.jp/mofaj/toko/medi/n_ame/canada.html

＊4　Ikeda, N., Saito, E., Kondo, N., Inoue, M., Ikeda, S., Satoh, T., ... & Shibuya, K. (2011).What has made the population of Japan healthy?. *The Lancet, 378* (9796), 1094-1105.

＊5　経済協力開発機構（ＯＥＣＤ）、図表でみる世界の保健医療　ＯＥＣＤインディケータ（２０２３年版）（明石書店、２０２３年）

＊6　厚生労働省、『医療提供体制の国際比較　ＯＥＣＤ加盟国との比較』
https://www.mhlw.go.jp/content/10800000/000905110.pdf

＊7　二木立、『２０２０年代初頭の医療・社会保障：コロナ禍・全世代型社会保障・高額新薬』、（勁草書房、２０２２年）

＊8　井伊雅子、『地域医療の経済学：医療の質・費用・ヘルスリテラシーの効果』（慶應義塾大学出版会、２０２４年）

＊9　桐野高明、（２０２０）「医師の不足と過剰：医療格差を医師の数から考える」ＩＲＹＯ、74（11／12）、４８８－４９０

*10 康永秀生、『健康の経済学——医療費を節約するために知っておきたいこと』（中央経済社、2018年）
*11 遠藤久夫、（2012）、「医師の労働市場における需給調整メカニズム」日本労働研究雑誌、618、69－80
*12 前田由美子、『二次医療圏別に見た 医師不足と医師偏在（2008年版）』
https://www.jmari.med.or.jp/wp-content/uploads/2021/10/WP211.pdf
*13 厚生労働省、『令和4（2022）年 医師・歯科医師・薬剤師統計の概況』
https://www.mhlw.go.jp/toukei/saikin/hw/ishi/22/dl/R04_1gaikyo.pdf
*14 水野雅文、稲垣中、藤原修一郎、榎戸芙佐子、辻野尚久、根本康他、（2012）、「わが国における精神科医・精神科医療の実態把握に関する調査結果（その1）：実数ならびに分布についての基礎資料」、精神神経学雑誌、114（12）、1359－1373
*15 厚生労働省、『図表1－2－5 診療科別医師数の推移（1994年を1.0とした場合）』
https://www.mhlw.go.jp/stf/wp/hakusyo/kousei/21/backdata/01-01-02-05.html
*16 日本消化器外科学会、『国民の皆様へ「地域における消化器外科の診療体制維持のために必要な待遇改善（インセンティブの導入など）について、ご理解と後押しをお願いします」』
https://www.jsgs.or.jp/modules/transformation/index.php?content_id=1
*17 早田英二郎、中田雅彦、（2020）、「帝王切開の最近の動向と患者希望による帝王切開」産婦人科の実際＝Obstetrical and gynecological practice, 69 (6), 541–547.
*18 国立大学医学部長会議「―医師不足―現状分析と改善への提言」
https://www.chnmsj.jp/ishibusoku_teigen_2019.pdf

＊19 渡辺毅、『日本専門医機構における医師専門研修シーリングによる医師偏在対策の効果検証 総括研究報告書』
https://mhlw-grants.niph.go.jp/system/files/report_pdf/202306031A-sokatsu_2.pdf

＊20 厚生労働省、『第18回 医師の働き方改革の推進に関する検討会　資料2』
https://www.mhlw.go.jp/content/10800000/001232021.pdf

＊21 m3.com.『働き方改革、長期的には診療科偏在解消の効果も――医学教育×働き方改革◆Vol.2　外科医の「やりがい」依存から「正当な評価」へ』
https://www.m3.com/news/iryoishin/1156295

＊22 文部科学省、『今後の医学教育の在り方に関する検討会 第二次中間取りまとめ』
https://www.mext.go.jp/content/20240610-mxt_igaku-000036452.pdf

＊23 豊田長康、『日本の〔医学〕研究競争力を低下させないために』
https://www.mext.go.jp/content/20240123_mxt_igaku-000033668_02.pdf

＊24 Kikuchi, Y. (2023). Impact of university reform on research performance aggregated and disaggregated across research fields: a case study of the partial privatization of Japanese national universities. The Japanese Economic Review, 74 (1), 1-27.

＊25 文部科学省、「国立大学法人運営費交付金を取り巻く現状について」
https://www.mext.go.jp/content/20201104-mxt_hojinka-000010818_4.pdf

＊26 一般社団法人全国医学部長病院長会議「大学病院における医師の働き方に関する調査研究報告書」
https://ajmc.jp/news/2023/04/18/5051/

＊27 文部科学省、「今後の医学教育の在り方に関する検討会（第4回）議事録」
https://www.mext.go.jp/b_menu/shingi/chousa/koutou/124/gijiroku/mext_01571.html

＊28 Kinoshita, S., & Kishimoto, T. (2023). Decline in Japan's research capabilities: challenges in the medical field. The Lancet, 402 (10409), 1239-1240.

＊29 Normile, D. (2024). Japan tries, again, to boost global ranking of its universities. Science (New York, NY), 383 (6678), 12-13.

＊30 Times Higher Education. Burden on doctors' time 'crippling' Japan's medical research.
https://www.timeshighereducation.com/news/burden-doctors-time-crippling-japans-medical-research

＊31 Wada, T., Hibino, M., Aono, H., Kyoda, S., Iwadate, Y., Shishido, E., ... & CORVETTE-01 Study Group. (2023). Efficacy and safety of single-dose ivermectin in mild-to-moderate COVID-19: the double-blind, randomized, placebo-controlled CORVETTE-01 trial. Frontiers in Medicine, 10, 1139046.

＊32 国際医療福祉大学大学院、『２０２５年度大学院学生募集要項』
https://www.iuhw.ac.jp/daigakuin/admission/requirement/pdf/yoko_dept_research.pdf

＊33 文部科学省「今後の医学教育の在り方に関する検討会（第8回）議事録」
https://www.mext.go.jp/b_menu/shingi/chousa/koutou/124/gijiroku/mext_00006.html

＊34 日本医学会連合、『専門医等人材育成に関わる要望書』
https://www.jmsf.or.jp/uploads/media/2024/06/20240617171454.pdf

＊35 厚生労働省、『令和４（２０２２）年度 国民医療費の概況』

https://www.mhlw.go.jp/toukei/saikin/hw/k-iryohi/22/dl/data.pdf

＊36 厚生労働省、『（参考1）令和4年度 国民医療費の構造』
https://www.mhlw.go.jp/toukei/saikin/hw/k-iryohi/22/dl/sankou.pdf

＊37 財務省、『1 予算はどのような分野に使われているのか』
https://www.mof.go.jp/zaisei/current-situation/index.html

＊38 厚生労働省、『参考1 医療費の動向』
https://www.mhlw.go.jp/content/doukou_r03.pdf

＊39 津川友介、『世界一わかりやすい「医療政策」の教科書』（医学書院、2020年）

＊40 康永秀生、『経済学を知らずに医療ができるか!? 医療従事者のための医療経済学入門』（金芳堂、2020年）

＊41 本田宏、『日本の医療はなぜ弱体化したのか 再生は可能なのか』（合同出版、2021年）

＊42 吉村仁、（1983）、「医療費をめぐる情勢と対応に関する私の考え方」社会保険旬報、1424、12－14

＊43 鈴木寛、西村周三、和田勝、河北博文、（2010）、「座談会 日本の医療の可能性－医療費亡国論再考」、病院、69（4）、254－259

＊44 日原知巳、「医療と介護・福祉の産業連関に関する分析研究報告書」
https://mhlw-grants.niph.go.jp/system/files/2009/091011/200901029A/200901029A0001.pdf

＊45 前田由美子、佐藤敏信、『地方創生にむけて医療・福祉による経済・雇用面での効果』
https://www.jmari.med.or.jp/download/WP362.pdf

＊46 笠貫宏、『「世界の中の日本、世界のための日本、そして日本のための世界」第3期健康・医療戦略への提言』

https://www.kantei.go.jp/jp/singi/kenkouiryou/sanyokaigou/dai23/siryou2-4.pdf

＊47 星野卓也、『「成長産業への労働移動」に対する重すぎる期待～「構造的賃上げ」の現状と課題③～』

https://www.dlri.co.jp/files/macro/253021.pdf

＊48 印南一路、『再考・医療費適正化』（有斐閣、2016年）

＊49 井伊雅子、『地域医療の経済学』（慶應義塾大学出版会、2024年）

＊50 第一生命経済研究所、「ここが知りたい『なぜ現役世代の社会保険料は上がり続けるのか』」

https://www.dlri.co.jp/report/dlri/265504.html

＊51 三菱総合研究所、『社会保障制度改革の中長期提言─自律的な医療介護システムへの変革─』

https://www.mri.co.jp/knowledge/insight/policy/i5inlu000000bgh3-att/20240614pec.pdf

＊52 日本総合研究所、『若年層を圧迫する高い社会保障負担～安易な保険料引き上げをやめ、消費税に財源シフトを～』

https://www.jri.co.jp/MediaLibrary/file/report/viewpoint/pdf/14376.pdf

＊53 東京都、『令和6年度東京都税制調査会 第3回 小委員会 資料2』

https://www.tax.metro.tokyo.lg.jp/documents/d/tax/05-3

＊54 日本総合研究所、「公的医療保険制度の持続可能性に関する国民調査 調査結果概要」

https://www.jri.co.jp/MediaLibrary/file/column/opinion/detail/20230831_tsuchiya2.pdf

＊55 日経新聞、『薬価改定で医療費2500億円削減　特許切れ薬で下げ多く』

https://www.nikkei.com/article/DGXZQOUA191NS0Z11C24A2000000/

＊56 朝日新聞、『水虫薬の誤混入、健康被害113件に　交通事故も14件』

https://www.asahi.com/articles/ASNDB6D4NNDBPTIL017.html

＊57 日本製薬団体連合会、『医薬品供給状況にかかる調査結果』
http://www.fpmaj.gr.jp/medical-info/results-of-survey/

＊58 日本製薬工業協会、『製薬協　政策提言　２０２３』
https://www.jpma.or.jp/vision/industry_vision2023/jtrngf0000001dg5-att/01.pdf

＊59 日本経済新聞、『立民、国民民主が薬価制度法案を提出　毎年改定を廃止に』
https://www.nikkei.com/article/DGXZQOUA206QW0Q4A221C2000000/

＊60 PHARMA JAPAN, “135 Meds Still in Lag/Loss State in Japan, JPMA Task Force Revving Up Fight”
https://pj.jiho.jp/article/251105

＊61 米国研究製薬工業協会、『２０２５年度（令和7年度）薬価中間年改定、費用対効果評価及び義務的な創薬支援基金に関する共同声明／Joint Statement on FY2025 Off-Year Drug Price Revision Outcome, Cost-Effectiveness Evaluations and Mandatory Drug Discovery Support Fund』
https://www.phrma-jp.org/pressroom/pressrelease/release2024/241225_pressrelease/

＊62 ミクスオンライン、『厚労省・安川薬剤管理官「薬価だけでドラッグ・ロスは解消しない」制度検証へ業界の主体的姿勢を問う』
https://www.mixonline.jp/tabid55.html?artid=76146

＊63 日本医師会、『令和４年度　勤務医会員数・勤務医部会設立状況等調査結果』
https://www.med.or.jp/dl-med/kinmu/bukair04.pdf

＊64 厚生労働省、『令和4（2022）年医師・歯科医師・薬剤師統計の概況』
https://www.mhlw.go.jp/toukei/saikin/hw/ishi/22/index.html

＊65 埴淵知哉、川口慎介（2020）、「日本における学術研究団体（学会）の現状」、E-journal GEO, 15 (1), 137-155.

＊66 毎日新聞「医療プレミア」、『乱立する医学会　活動する意義の見直しを』
https://mainichi.jp/premier/health/articles/20201223/med/00m/100/006000c

＊67 日本精神神経学会、『単位取得対象学会一覧』
https://www.jspn.or.jp/modules/meeting/index.php?content_id=87

＊68 日本医学会連合、『会長挨拶』
https://www.jmsf.or.jp/about/greeting/

第2章　現代医療のトレンドと社会

女性医師の増加と不正入試問題

近年の医療界における重大なトレンドの一つは女性医師の増加です。医学部に進学する女性は長い目でみると増加傾向ではあり、文部科学省の学校基本調査によれば、1980年代後半に医学部入学者の2割、1990年代中頃に3割に到達していましたが、そこから長らく3割台前半で推移していました。そうした中で、2018年に発覚した不正入試問題（後述します）以降、再び増加傾向となり、2023年度初めて4割を超えたことが文部科学省から公表され話題を呼びました。

医師養成課程である医学部は、ほぼ全員が卒業後に医師になることから、医学部における男女比率は、そのまま医師全体の男女比率に影響します。医学部に進学する女性が増加するにつれ女性医師も増加傾向にあり、2022年末時点の医師数34万3275人のうち女性医師は8万1139人（23・6％）で、初めて8万人を超えたことが厚生労働省の調査でわかっています。

昨今あらゆる業種において女性の社会進出が進んでいることを鑑《かんが》みればこうした変化は当然ともいえますが、日本の医療の世界において女性医師の割合が少なかったことには特有の事情があります。

図14に示したのはOECD各国の女性医師の割合ですが、こうしてみると、日本は先進諸国の中で最も女性医師が少ない国であるといえます。国によって差はありつつも、OECD平均がちょうど50％で、女性医師の方が多い国も多数ある中で、日本の比率の特殊性がかなり際立っているといえます。

このように日本で女性医師が少ない状況が続いていた直接的な要因の一つに、医学部の入試における女性差別が長らくあったことは否定できないでしょう。

ジャーナリストの保阪正康氏が、医学部関係者への取材を元に書いた2001年発表の著書の中にこのような記述があります。[*1]

> 国公立大では、入学試験は点数の上位の者から順に決定していく。当然なことに、情実とか学校側の恣意的な判断は禁じられている。むろん私立大とて、表面上は男女差を設けてはいけないということになっている。
> しかし現実には、「女子学生の入学は3割を超えない」とか、「男子学生と同点のときは男子学生を合格させる」という内規や暗黙の諒解ができあがっているのは常識でもある。

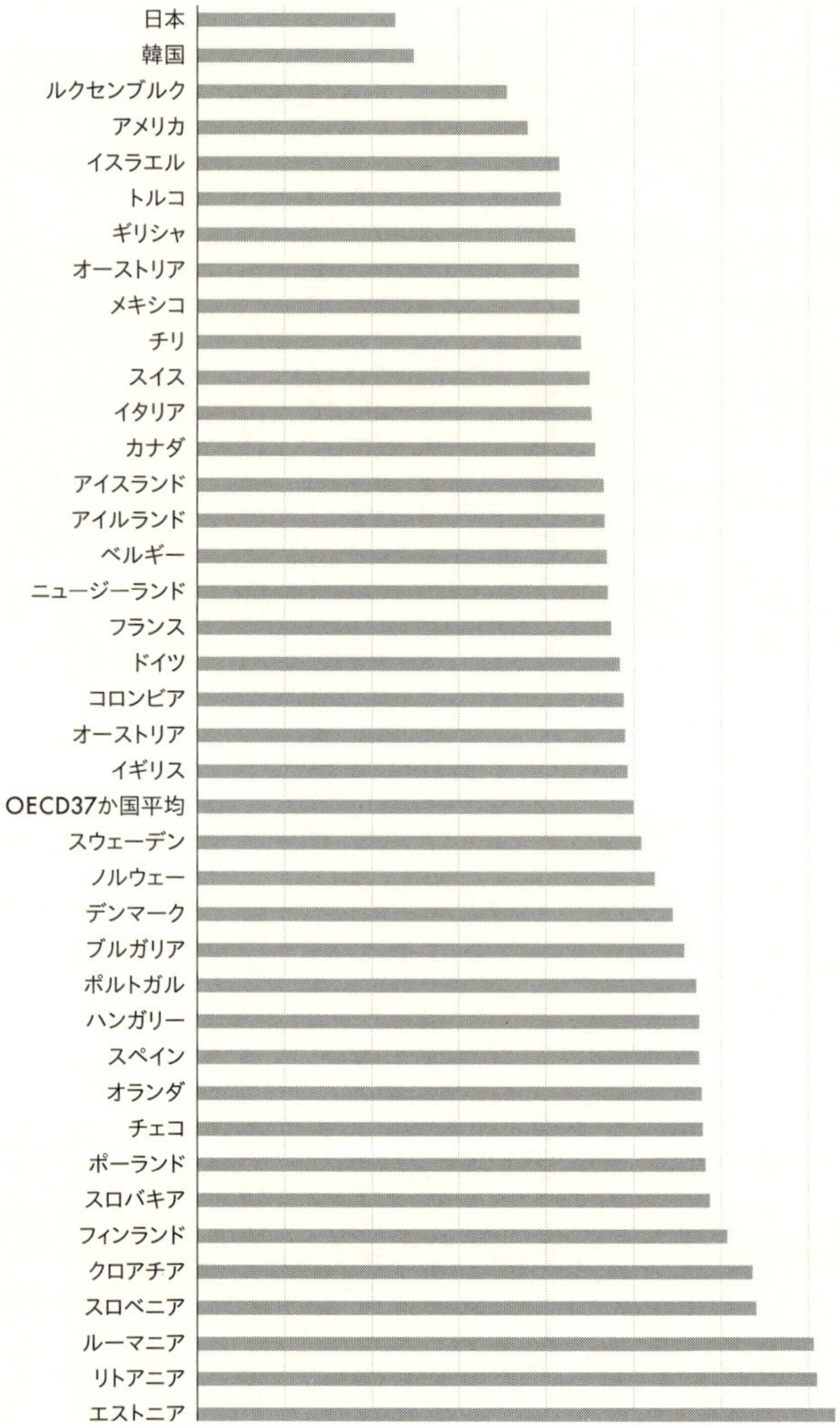

図14　女性医師の割合（2021年または直近の年）
（OECD Health Statistics 2023を元に筆者作成）

このように、昔から医学部の入試において、男性優遇などの女性差別的な取り扱いが行われていたことは公然の秘密となっていました。この他にも浪人生や再受験生についての評価も大学によって異なるということが噂されており、真偽はともかくとしてそうした入試での特殊な取り扱いがあったことは医学部関係者以外にも広く知られていたことでした。

こうした差別が行われる余地があったのは、医学部受験において、面接試験が存在していることが大きいでしょう。筆記試験の採点基準などを受験生ごとに操作することは困難ですが、面接試験は大学によって異なる採点基準を設けることもできてしまいます。

筆者が高校生だった頃（2005〜2008年）を思い返しても、医学部受験に特化した予備校などが、過去の受験者からの情報や入学者内訳などを元に「〜〜大学は浪人生にも〝優しい〟（＝差別されない）」、「〜〜大学の面接は、浪人生は圧迫される（＝厳しく面接される）」といったような情報をまとめて受験生に教えており、「多浪生は（面接で減点されるから）、筆記試験を現役生よりも得点できないといけない」などの話もよく耳にしたことを覚えています。

医学部受験の世界では、そうした情報があまりにも当然のこととして話されていたので、みな「そういうものだろう」と受け入れていたと記憶しています。といっても、大学側からそうした入学者受け入れ方針が示されたわけでも、面接試験の採点基準が公表されていたわけでもありませんでしたので、こうした情報はあくまで〝推測〟の範囲でしかなく、明確な証拠がなかったので、大きな批判に繋がらなかったのかもしれません。

そうした中で、2018年に発覚した医学部不正入試問題では複数の大学において、女性・浪人生への減点や、卒業生の子女の優遇などが明らかになりました。紙幅の関係上、この不正入試問題の詳細な解説はここではしませんが、文部科学省の調査によると全10大学で不正が明らかとなり、うち4大学で女性差別があったと報告されています。[*2] ここで明らかになったケースとしては、女性や浪人生を受験の時点で一律に減点している例や、2次試験（面接試験や小論文）において減点していた例などがありました。

この問題は、特に女性差別の問題として世間の大きな批判を集めましたが、筆者の周りや医療関係者の間では「あぁやっぱり（やってたのか）」、「むしろ今までバレてなかったのか」というような感想が多く、医療の世界の特殊性を改めて感じたのを覚えています。

また、この問題で特筆すべき点として、当事者・差別経験者であるはずの女性医師たちからも「仕方ない」ものとして受け止める声があったことです。株式会社エムステージが医学部不正入試問題の発覚後に男女医師103名を対象に行った調査によると、医学部入試で行われていた女子の一律減点に「理解できる」「ある程度は理解できる」と回答した医師が65・0％だったとされています。[*3] さらに、このような回答をした理由についての自由記載の問いでは次のような回答があったとされています。

許容はできないが、やっぱりこういうこともあるのかという気持ち。実際自分も、家事育児をするために仕事を調整して、できないことも多いので、働ける男性を優先されることについて、大きなことを言えない。誰もが勉強できる、研修できる、仕事できる風潮に少しずつ変わってほしい。（小児科）

医療システムの問題として、激務は事実です。また、妊娠出産での欠員を埋めるようなバックアップシステムが不十分であることも事実です。不合格となられた女子学生の皆様は悔しい思いをされていると思いますし、できれば見えないところでの一律減点などはしてほしくありませんが。（小児科）

現状で、女子の離職率や勤務制限があるのは事実であり、男性や未婚女性への負担が

大きくなっているから。（放射線科）

そういうものだと、予備校時代から言われていた。だから女子学生は何倍も努力して、成績もトップ層にならなければ受からないと言われていた。だからそのつもりで勉強していた。（呼吸器外科）

ここで不正入試が判明した大学は医学部全体（82校）の中では少数でしたが、これらの大学以外はクリーンだったかと言われると、個人的には疑問に思います。というのも、先に述べたように、筆者が受験生の頃から浪人生への扱いの差などについてはこれらの大学に限らず語られていましたし、この問題の発覚以降、全国的に女性の入学者が増加傾向に転じていることなどから、これらの大学以外でも何らかの〝意図〟が働いていた可能性は否定できないと思われます。

なお、明確な減点・加点という操作以外でも入試において男女差をつけることは可能と考えられています。例えば、不正の事例ではないのですが、男女の科目毎の得意不得意の話に関連して、小児外科医の松永正訓先生が著書の中でこのような話を紹介しています。[*4]

女性医師が増えた理由は英語の導入にある。

その頃、医学部の教授会は相当な危機感を持っていたという話をぼくはこっそりある教授から聞いたことがある。

(中略)英語を試験に課すことを取りやめようかという意見も教授たちの間にはあったらしい。

だが時代の流れは止められない。今では、文系も理系も二次試験に英語があるのは当たり前である。


また、数学が難しいと女性の入学率が下がるという話もあります。

これは私が直接、某国立大学医学部の入試担当だったという先生の口から聞いた話です。その先生曰く、ある年の女性入学者の割合が例年より多かったので、その次の年の入試では女性の割合が下がるよう数学の難易度を例年より極端に上げたそうです。その先生は特に悪びれる様子もなく、「狙い通り女子の割合が下がったから褒められたんだよね」というようなトーンで話していました。

この話を踏まえると、医学部における男女の割合の変化や、入試科目の平均点などを分析すれば、こうした操作が行われた可能性が実際にみえるのかもしれません。しかし、筆者はそこまで分析できておらず、そもそも本当にその先生が入試担当で、話していた内容が真実だったのかどうかもわからないので、不確かな話を紹介する形となってしまい、申し訳ありません。

この話を紹介した筆者の意図としては、特定の個人や大学を批判したいわけではなく、こうした会話が普通になされていたという、筆者自身が体験した当時の医学部の空気感をナラティブとして紹介しておきたかったことと、科目ごとの難易度設定などを通した女性差別はおそらく可能であり、実際あった可能性もあるということです。

その他の観点として、京都大学産官学連携本部の客員准教授だった故瀧本哲史先生らの分析では、そもそもアメリカなどの他の国では医学部（メディカルスクール）の入試で文系科目の比重が大きい一方で、日本の医学部入試では文系科目がそもそも入試に課されていないなど比率が小さいことが女性にとって不利であり、女性医師が少ない一因だと指摘しています。*5

なお、誤解のないようにしていただきたい点として、日本の大学受験で女子学生が理系科目で男子学生よりも点数が低いという現象が起きていることは、女性が理系科目の能力が生来的に低い、ということを意味しているわけではありません。医学部に限らず、日本では理系全体で女子が少ないことが指摘されていますが、これは男女の能力差の問題ではなく、「数学や物理は男性向きである」といった男女の役割や能力を固定化する考え方（ジェンダー・ステレオタイプ）などの社会環境の影響が大きく、女性が理系科目に苦手意識を持つようになってしまうことなどが原因であると分析されています。[*6] このようなテーマについては私の指導教員である横山広美教授ら多くの研究者が取り組んでおりますので、ご興味のある方はぜひそちらもご覧になっていただければ幸いです。

以上のように、医学部の入試において、女性にとって不利になるさまざまな要因があったことで、女性の入学者が増えず、女性医師も増えてこなかったとみられます。2018年の問題発覚以降、長年存在したガラスの天井が取り払われ、女子学生の選択の自由や進路の可能性が広がっていることは喜ばしいことだと思います。

しかし、どこの大学でどのような意図・操作があったかということは本質的な問題ではなく、なぜ日本の医学部において女性差別がこれほど長く続いてきたのか、という背景にアプローチしないと今後の日本の医療における課題解決に繋がりません。そして、女性差別の観点以外でも、現在の医学部入試が引き起こしている問題があり、それについても改善を行っていく必要があると考えます。

女性医師の働き方、診療科・地域の偏在

日本において、医学部入試における女性差別が長年行われていた背景には、日本の医療界が女性医師にとって働きにくい環境であったことが主要因であることは間違いないでしょう。日本の医療現場が女性医師にとって働きにくい環境だったことを示すエピソードは枚挙に暇がありません。

先に紹介した松永正訓先生の著書では、医学部で英語が入試に導入されはじめ、女性の入学者が増加傾向になった時期を振り返りこのように書いています。[*4]

> 女性は確かに優秀であるが、体力では男に負ける。外科医なんて半分は体力仕事である。特に整形外科とか脳神経外科はそうだ。このままでは将来外科医のなり手が減るのではないか（中略）予想通り、女性はメジャーな外科教室に入局することは非常に少なかった。

外科系は、手術の症例数を重ね、手技の上達などが求められる診療科ですが、手術は長時間に及ぶことも多いため拘束時間も長く、患者の状況によって昼夜問わず緊急で手術するといったことも多くあります。こうした忙しさは、体力的に女性には厳しい、と決めつける風潮が医学部の中にあったといえます。

また、女性はライフステージに応じて、仕事と出産・育児を両立させることが求められますが、多忙な日本の医療現場において、出産・育児と両立してキャリアを維持するハードルは大変高いといえます。特に外科系の場合、術中の状況によって手術時間が変動することも多いため、勤務終了時間も読めないことが多く、定時に切り上げて子供を保育園に迎えに行く、といった仕事と家庭の両立はどうしても困難になります。外科系など比較的忙しい臨床科に就職していた女性医師が、出産・育児などを契機により時間のとりやすい臨床科に転科するという話も医者の世界ではよく目にする事例です。

実際に、2007年に711名の女性医師を対象に行われた調査では、全体の55%が常勤職を退職した経験があり、そのうち90%が医学部卒業後10年以内に退職していること、退職理由は「仕事と出産・子育ての両立の難しさ」(45%)、次いで「体調不良」(12%)、「長時間労働」（8％）の順に多かったことが報告されています。[*7] この調査では、特に注目すべき結果として、その退職者のうち、正規雇用として復帰できたのは33％しかいなかったとされていることです。つまり、女性医師の約3人に2人は、医学部卒業後10年以内に、出産・育児などのライフイベントや長時間労働などを理由に退職せざるを得なくなり、そのまま復帰できない、ということになります。この調査は2つの私立大学を対象にした調査でしたが、他の大学・病院でも、割合は多少異なるかもしれませんが、若手女性医師が継続して就労し続けるのが難しいという状況は同じだったと考えます。

このように就労を継続することが困難であることから女性医師のロールモデルも不足しており、2022年6月時点で、日本の全82大学医学部の医学部長と大学病院長は全て男性であったことが報告されています。[*8]

このように女性医師が妊娠・出産で離職する可能性が高いと認識されるようになってからは、出産で離脱する可能性の高い女性をそもそも受け入れなかったり、受け入れたとしても妊娠をしないよう求めたりする事例も数多くあったようです。例えば、麻酔科医の筒井冨美先生は次のようなエピソードを著書に書いています。[*9]

時代は平成に移り、女子医学生率や女医率はじわじわと増えていったが、封建的な「白い巨塔」は変わらないように見えた。「入局後2年間は出産禁止」と公言する教授は、相変わらずよく見かけたし、その中には産婦人科医もいた。関連病院への派遣にあたって、「在職中は妊娠しません」との誓約書を求められることもあったが、さしたる問題にはならなかった。妊娠などの理由で医局人事を拒否すれば「女は使えない」と公言されて、博士号やらアルバイト斡旋やらで露骨に冷遇され、周囲もそれを当然のことと見なしていた。

また、2018年8月に株式会社エムステージが実施した男女医師103人を対象とした調査では、「ご自身や周りの方が医学部入試や学生時代、医師になってから受けた不当な差別・扱いがありましたら教えてください」という問いに対して、以下のような回答があったとされています。[*3]

医学部を目指していたころから、私大の縁故入学や女性不利なのはじゅうぶん感じていました。それでも入れる実力があればいいだけだと割り切っていました。学生時代も、特に外科系の医局は女子というだけであまり熱心に勧誘されることがなく、悔しい思いをしました。外科系の医局説明会に行って、入局に関する大事な話をする前に女性だけ先に帰らされたこともありました。（外科）

卒業式などで、「女性は結婚や出産ですぐやめる。これまでにどれだけのお金をかけて税金で育ててもらったと思っているんだ。絶対にやめることのないように。」と言われた。ひとくくりに考えられていることに腹が立った。（非開示）

研修医の時に妊娠しました。産休ギリギリまで当直もやり、みんなと同じように勤務したのに、事あるごとに「研修医なのに妊娠するなんて」「だらしない」などと言われました。初期に切迫流産で数日休んだ時には「流れてしまえばいい」とまで言われ、どうしてここまで言われなければいけないのかと悲しかったです。（内科）

職場と相談し計画出産したが、産休の代替があるはずがなくなり、産休後の仕事もなくなった。（非開示）

うちの病院にいる間は妊娠しないでね、と言われたことがあります。（整形外科）

月経困難で、緊急手術に入れそうになかったとき、理解のない医師からは非難・笑いのネタとなった。「腹痛でオンコール変わってくださいなんて、俺だったら明日からクビですね笑」（心臓血管外科）

「どうせ教えても無駄になるんだから、女のお前には何も教えてやる気にならない」と面と向かって言われたりした。余りにも言われ続けたので、自分でも「結婚や出産で戦力外になる可能性もある」と思うと特別な経験が出来る機会を本当は挑戦したいのに辞退したりした。（非開示）

こうした状況が続いてきたことから、女性の診療科選択の傾向も男性と大きく異なっています。厚生労働省の「医師・歯科医師・薬剤師統計（旧：医師・歯科医師・薬剤師調査）」で、診療科ごとの病院勤務女性医師の割合を公表される範囲で整理したものを表にしました（**表10**）。

全診療科の数字をみていただくと、全体として女性医師の割合が増加傾向にあることがわかるかと思いますが、それを受けて、どの診療科も女性の割合は増加しています。しかし、２００６年から２０２２年にかけて、もともと女性の多い皮膚科・眼科のような診療科と、女性の少ない外科系の診察科、という関係性は大きく変わってはいません。

第１章でも解説しましたが、日本は、人口あたりの医師数が比較的少ない一方で、病院数は多いため、各医療機関における医師数も少なくなっているという構造的な課題があり、どこも慢性的に人手不足かギリギリで回している状況です。加えて、診療科の偏在により、外科系はさらに人手不足の状況が続いているため、誰かが抜けた時のカバーもしづらいという状況があります。そのため、女性としてはそうした診療科を選びづらく、また選んだとしても出産を機にやむを得ず

診療科	2006年	2014年	2022年
全診療科	18.10%	21.50%	24.50%
皮膚科	45.50%	53.20%	56.20%
眼 科	38.50%	40.70%	42.20%
産婦人科	産科：35.4% 婦人科：27.5%	41.00%	47.90%
救命救急／救急科	8.60%	12.40%	17.60%
外 科	5.10%	6.70%	8.70%
心臓血管外科	3.80%	5.40%	6.50%

表10　診療科別の病院勤務女性医師の割合（各年12月31日時点）
※厚生労働省「医師・歯科医師・薬剤師統計（旧：医師・歯科医師・薬剤師調査）」を元に作成

離職・転科するといった事例が多かったようです。

さらに、女性医師の増加は、地理的な偏在にも影響しているという見方もあります。2024年に発表された研究では、日本の医師全体の地理的偏在として都市部に集中してきた傾向があった中で、女性医師の割合が増加してきたことが、こうした傾向の主要要因の一つであったと分析しています。[*10] これは、女性医師は配偶者に男性医師をもつ傾向が強く、ジェンダー規範や家族の期待に基づいて女性医師側が子育てをしながらパートタイム勤務にシフトすることが多いこと、都市部では医師や病院が多いことから、周囲からの支援が得られやすく、パートタイムで働ける勤務先も多いことなどが影響しているとみられています。

ここまで、女性医師の仕事と家庭の両立の難しさや、結果として生じている、診療科・地域偏在について解説しました。

誤解しないでいただきたいのは、だからといって女性医師を増やすべきでないという主張をしたいわけではありません。女性医師が緩やかに増えてきたにもかかわらず、医療全体をめぐる環境が変わらなかったことが問題であり、結果として仕事・家庭を両立することが難しい状況が続き現在に至っていると考えられます。診療科・地域偏在についても、このような環境の中で女性医師が生き残るためにやむを得ずとった選択の結果とみるべきで、女性医師のとった選択肢が悪という見方はできないし、すべきではないでしょう。

他方で、こうした状況になったことについて、女性医師をサポートしてこなかった男性医師たちが100％悪いのか、と言われるとそれもまた首肯しかねます。もちろん、明確な性別差別、人格を否定するような言動、女性というだけでの不当な取り扱いを行っていた場合は全く許容されません。しかし、第1章でも述べたように、医療全体として多忙な労働環境や人手不足が続いており、2008年頃から「医療崩壊」を危惧する声も現場から上がってきた中で、構造的な改善が行われないまま現在に至っています。そのため男性医師たちもハードワークであり、女性医師が産休・育休で抜けることへのサポートをするほどの余裕がなかったのが実情です。その結果として女性をサポートする余裕がある診療科・地域に女性医師が集中する偏りができてしまっているということだと思いますし、そうした男性医師たちの苦労・余裕のなさを直接見てきたからこそ、前節で紹介した調査のように、女性医師の多くが、不正入試問題を「しかたない」ものとして受け止めていたのだと思います。

前節で述べたように、医学部における女子学生は2023年度に初めて4割に達するなど年々増えているため、今後女性医師の割合も増加していくことは確実です。これまでも、女性医師の仕事と家庭の両立についての支援の取り組みは現場レベルでは各所で行われてきたようですが、依然として女性医師の診療科選択の傾向などは変わっていません。背景にある日本の医療全体の構造を改善し、医療資源の集約、業務効率化を進め、女性医師だけでなく男性医師も働きやすい労働環境を実現していかないと、この問題は解決できません。今後確実に起こる女性医師の増加を、医療界や社会が歓迎していくためには、医療全体の構造的な改革が必要不可欠です。

なお、このように医療界における女性の増加が、医療全体の労働環境の改善運動に繋がった例は他国で前例もあります。イギリスでは、女子医学生の割合は１９６０年には24％でしたが、その後増加の一途を辿り、１９９０年代初頭は50％を超えるようになり[*11]、現在は女性医師が半数程度を占めるようになっています。そのような中で、日本でも起きているような「外科医がいなくなる」ことへの懸念の声が上がるようになり、２００４年には王立内科医協会（Royal College of Physicians：ＲＣＰ）のキャロル・ブラック元代表のような有力な女性医師からも、激務の科が人材不足になることや、管理職を希望する女性が少ないために医師はリーダー不在状態になると主張がなされるなど、大きな議論になったとされています。[*12] しかし、このブラック医師の主張は大きな批判を呼び、Lancet誌の編集部は彼女の主張が「時代遅れ」だとし、次のように述べています。

もしも、女性医師の増加が、労働環境をより柔軟なものに変えていくのなら、それは歓迎されなければならないし、医師が不足しているのなら、男女に関わらずより多くの医師候補を募り訓練しなければならない。もしも、女性医師が男性よりも専門性が低いとみなされているのなら、その原因が同定され、改善されなければならない。（和訳は文献[*12]より）

その後、イギリスでは、例えば2011年からはほぼ全ての医科学研究機関が、学生・教員・その他スタッフの男女比、昇進時の配慮、産休、男女の育休制度、勤務時間の柔軟性、将来的な計画等の約40項目のジェンダー均衡化の取り組みについて高い評価を得ないと研究費助成の応募が一部できなくなるなど、種々の制度改正が進んだとされています。[*12]
こうした他国の経験も参考にしながら、我が国でも女性医師の増加を、医療全体の改革の起点としていけることが望ましいでしょう。

医学部の受験競争の過熱

冒頭から述べてきているように、日本の医療に関しては今後の課題など暗い話題が多く、制度なども大きく変わりつつある時期になっています。一方で、そうした事情を知らずか、あるいは知った上でなお、医学部を志望する学生は多く、受験競争の厳しさが続いていることはご承知のとおりかと思います。そうした状況が続いていることは果たして医療にとってよいことなのでしょうか。

日本に限らず、医師という仕事は他の高収入の職業と比べて景気変動に左右されにくいことが認識されています。[*13] 日本における医学部人気の高まりは、バブル崩壊以降の長期の経済停滞の中で、不況に強い職業として医師の人気が高まり、医学部入試の受験競争が過熱化していったためとみられています。[*14]

なお、第1章でも述べたように、この間で医学部全体の入学者の定員は大きく増加しており、防衛医科大学を除いて1990年度には全国で7685人だったのが、2015年度には9134人まで増えています。しかし、それによって医学部入試が楽になったということはなかったようです（**表11**）。

本書では特に受験の細かい内容には踏み込まないため、あくまで参考程度の情報として

偏差値の増加分（1990年から2014年）	国公立大	私立大
17		東京慈恵会医科大
〜		
13		杏林大、順天堂大、帝京大、東海大、愛知医科大、藤田保健衛生大
12		金沢医科大
11		北里大、東邦大、聖マリアンナ医科大
10		獨協医科大、埼玉医科大、東京医科大、日本大、大阪医科大、近畿大、川崎医科大、福岡大
9	山梨大	岩手医科大、自治医科大、東京女子医科大、関西医科大
8	筑波大、信州大、奈良県立医科大	日本医科大
7	岐阜大、香川大、長崎、札幌医科大、和歌山県立医科大	兵庫医科大、久留米大
6	東北大、浜松医科大、名古屋大、神戸大、愛媛大、琉球大、大阪市立大	慶應義塾大
5	北海道大、弘前大、群馬大、東京医科歯科大、富山大、三重大、広島大、九州大、佐賀大、大分大、宮崎大、横浜市立大	昭和大
4	新潟大、金沢大、福井大、鳥取大、山口大、徳島大、高知大、鹿児島大、福島県立医科大、名古屋市立大、京都府立医科大	
3	千葉大、東京大（理科三類）、滋賀医科大、大阪大、島根大、岡山大、熊本大	
2	旭川医科大、山形大、京都大	
1		
±0	秋田大	産業医科大

表11　駿台全国模試における医学部A判定ライン（合格可能性80%）偏差値の変化
※文献*15より、引用・改変
※いずれも地域枠等ではない一般枠
※国公立大は前期の偏差値。山梨大の2014年度のみ前期入試がなかったため後期
※私立大は一般方式の偏差値。産業医大のみセンター試験利用方式

ご覧いただければと思いますが、河合塾が作成した入試難易予想ランキング表（2024年11月18日更新時点）に基づく、医学部の入試難易度を**表12**に示しました。[*16]

ご存知の方も多いかと思いますが、基本的にどの総合大学においても医学部が最難関学部となっており、東大・京大・早慶などの難関大の理系学部と同等以上の偏差値の医学部が複数あることがわかるかと思います。また、医学部内の偏差値の違いについては、国立・私立ともに歴史が古い大学の偏差値が高くなる傾向にあること、私立の場合は学費が安い大学の偏差値が高くなる傾向にあることが知られています。

このように医学部の受験競争が激しいことについては、入学後も多くの勉強を求められる環境に適応しやすい優秀な学生が集められる、というプラスの見方をしている医療者は少なくありません。しかし、現実問題として、他の理系分野よりも医学部に人材が集中することのデメリットもあります。

昔からよく指摘される点としては、勉強ができて親や教師にすすめられたから、勉強ができることを証明したいから、といった理由だけで、医学部を目指す学生が出てくる、という批判です。

例えば、医大生の日常を描いた漫画『Dr.Eggs　ドクターエッグス』では、医療に興味の

国公立大学（前期日程）

共通テスト得点率	大学名（一般枠）	大学名（地域枠等）	参 考
91%	東京大(理科三類)(72.5)		
89%	京都大(72.5)		
88%	東京科学大(70.0)、大阪大(70.0)		東京大(理科一類)(67.5)
87%	名古屋大(67.5)、神戸大(67.5)、九州大(67.5)、横浜市立大(67.5)、	名古屋大(地域枠)(67.5)	東京大(理科二類)(67.5)
86%	大阪公立大(67.5)	横浜市立大(地域医療枠)(67.5)、横浜市立大(神奈川県指定診療科枠)(67.5)	
85%	北海道大(65.0)、東北大(67.5)、筑波大(65.0)、千葉大(67.5)、岡山大(67.5)、奈良県立医科大(—)	千葉大(千葉県地域枠)(67.5)	京都大(エ―情報)(67.5)
84%	広島大(65.0)	筑波大(地域枠[全国])(65.0)、筑波大(地域枠[茨城])(65.0)	
83%			名古屋大(情報―コンピューター科学)(62.5)、京都大(理)(65.0)
82%	新潟大(65.0)、金沢大(65.0)、熊本大(62.5)、札幌医科大(62.5)、名古屋市立大(65.0)、京都府立医科大(67.5)、		京都大(薬)(65.0)、大阪大(薬)(62.5)、九州大(芸術工)(60.0)
81%	山形大(62.5)、信州大(65.0)、岐阜大(65.0)、浜松医科大(65.0)、三重大(65.0)、滋賀医科大(65.0)、山口大(65.0)、徳島大(62.5)、香川大(62.5)、愛媛大(65.0)、佐賀大(62.5)、長崎大(65.0)、大分大(62.5)、鹿児島大(62.5)、福島県立医科大(62.5)、和歌山県立医科大(62.5)	浜松医科大(地域枠)(65.0)、三重大(三重県地域医療枠)(65.0)、札幌医科大(先進研修連携枠)(62.5)	東京科学大(理)(65.0)、東京科学大(情報理工)(65.0)
80%	旭川医科大(62.5)、弘前大(62.5)、秋田大(62.5)、群馬大(62.5)、福井大(62.5)、鳥取大(62.5)、島根大(65.0)、高知大(62.5)、宮崎大(62.5)、琉球大(62.5)	滋賀医科大(地域医療枠)(65.0)、島根大(県内定着枠)(65.0)、香川大(地域枠)(62.5)、福島県立医科大(地域枠)(62.5)、和歌山県立医科大(県民医療枠A)(62.5)、和歌山県立医科大(県民医療枠C)(62.5)	
79%	富山大(62.5)	弘前大(青森県定着枠)(62.5)、群馬大(地域医療枠)(62.5)、鳥取大(鳥取県枠)(62.5)、鳥取大(兵庫県枠)(62.5)、鳥取大(島根県枠)(62.5)、高知大(地域枠)(62.5)、大分大(地元出身者枠)(62.5)	

私立大学

偏差値	大学名（一般枠）	参 考
72.5	慶應義塾大	
70	順天堂大、東京慈恵会医科大、日本医科大、関西医科大	
67.5	自治医科大、昭和医科大、東京医科大、東邦大、大阪医科薬科大、産業医科大	国際基督教大(教養)、早稲田大(先進理工―物理)、早稲田大(先進理工―生命医科学)
65	東北医科薬科大、国際医療福祉大、杏林大、帝京大、東海大、日本大、藤田医科大、近畿大、	慶應義塾大(理工)
62.5	岩手医科大、獨協医科大、埼玉医科大、北里大、聖マリアンナ医科大、金沢医科大、愛知医科大、兵庫医科大、久留米大、福岡大	東京理科大(理―物理B)、東京理科大(理―応用化学B)、豊田工業大(エ―先端工学基礎)、同志社大(理工―インテリ工全学)
60	東京女子医科大、川崎医科大	

表12　2025年度 河合塾 入試難易予想（ボーダーライン／合格可能性50%）

なかった主人公が勉強ができるという理由だけで、高校の担任に強引にすすめられ、縁もゆかりもない地方の国立大学医学部を受験するところからスタートします。[*17] そのような主人公を設定した理由として、作者の三田紀房先生は「地方の国立大学医学部には、成績が良いだけで受験しにくる学生もいる」という話を医学部の教授から聞き、その意外性がおもしろかったからだとしています。[*18]

実際、こうした理由で医学部を受験するケースはあります。筆者は開成高校という極端に東大志望者が多い進学校の出身でしたが、国立の前期は医学部ではない東京大学の理科一類・二類を受けるのに、「学力的に見合ってるから」といった理由で私立大の医学部も受験するといった例はよく目にしましたし、そうした例で、東大に落ちてしまった結果、合格していた私立大の医学部に進学する人もいました。また、現役生の時には医学部に興味を示さず東大の理科一類・二類志望だった学生が、浪人中に「せっかく浪人して勉強頑張ったからもっと上を目指したい」と医学部志望に鞍替《くらが》えして旧帝大や慶應などの医学部に進学していく例もありました。

とはいえ、入学後に医療の世界の奥深さに目覚め、結果として良い医者になるケースも多いので、これらが全て問題だというわけではありません。しかし、もし他に医学部以外の理系で偏差値の高い・入試難易度の高い大学・学部があった場合、彼らはそちらの道に進んでいたかもしれない、ということは考えてしまいます。

他に、こうした文脈でよく槍玉に挙げられるのが東大医学部・理科三類です。入学者のほとんどが東大医学部へ進学する東大理科三類は、大学受験における競争の頂点です。そのため昔から、勉強ができるから、という理由で目指す人が最も多い医学部であるとみられています。そしてその結果、必ずしも強い医師志望でない学生が一定数おり、卒業後に医師以外の道に進む人が他の医学部よりも多いことが知られています。

例えば医学部の世界で知られている話としては、医師国家試験合格率の話があります。医学部卒業後、初期臨床研修医になるためには医師国家試験に合格する必要があります。新卒の合格率は全医学部の平均で、例年95％弱程度であり、大学間の差はそこまで大きいものではないのですが、新卒合格率100％の学校は例年少ないため（2024年は群馬大・名古屋大・自治医科大・東海大、2023年は徳島大・福島県立医科大・順天堂大・愛知医科大・久留米大、2022年は自治医科大のみ）、業界では多少話題になったりします。こうした医師国家試験の新卒合格率において東京大学がランキングの上位にくることはほとんどなく、むしろ、全国平均を下回る年も珍しくありません。そのため、東京大学では医師になることへの高いモチベーションをもたず、勉強時間を十分に確保していない学生が一定数いるのではないか、という見方をされることがあります。

とはいっても、この医師国家試験の合格率の背景には色々と考慮すべき事情もあり、例えば大学によっては進級基準や卒業試験を厳しくして、医師国家試験に合格の見込みがある学生しか卒業・受験させなかったり、大学の講義や提携プログラムの中で医師国家試験対策を充実させていたり、といったことをやっています。そうした合格率向上の取り組みをあえて東大がやっていないだけかもしれませんが、大学受験時点の学力ではトップだったはずの東京大学医学部の学生たちが、医師国家試験において、全国平均よりも合格率が低いということは、直感的には理解しづらい事象です。

もちろん、医師国家試験は良い医師を育成する上での通過点でしかないため、他の指標などで総合的に比較検討した方が良いテーマではありますが、少なくとも、他の100%合格の大学の顔ぶれを見る限りでも、単に大学受験において学力の良い学生を集めることが、卒業後の医師国家試験の合格率に必ずしも直結しないということはいえるかもしれません。

他の事例として、2009年に東大医学部の学生40名近くがコンサルティング大手のマッキンゼー・アンド・カンパニーの就職説明会に参加していたことについて、文部科学省の検討会で紹介されたことは話題になりました。[*19] マッキンゼーは、2024年に公表された東洋経済オンラインの調査で「入社が難しい有名企業」で2年連続1位となっているなど、人気の外資系企業として知られていますが、[*20] 医療・ヘルスケア分野の企業というわけではありません。そうした一般企業の説明会に学生が大勢参加するというのは、東大医学部ならではという印象をもちます。

また、最近の事例でも、2024年7月に公開された、東大医学部の現役学生へのインタビューでは、次のような発言がされています。[*21]

東大医学部は、医師にならない人が一番多い医学部かもしれません。東大医学部卒の人たちの5割以上は臨床医になり、1割程度は研究医になりますが、その他の人たちは民間企業に就職したり、起業したりと、さまざまなキャリアを歩んでいます。

ご存知の方も多いかもしれませんが、医師養成課程である医学部を卒業して、医師の道に進まない、という学生は医学部全体でみればほんの僅かであり、特に東大以外の大学では非常に稀です。例えば、本書の冒頭でも紹介したとおり、筆者は医学部卒業後すぐに初期臨床研修をせずに行政の道に進むという特殊な選択をとりましたが、100名程度の同級生で卒業直後に研修医にならなかったのは筆者1人だけでした。とはいえ筆者の進路は行政分野だったので、社会医学系の先生方からは温かい激励の言葉をいただいたりもしましたが、卒業後に研修医にならない、と言うと、多くの同級生や教員から怪訝な顔をされたことを覚えています。

このように医学部においては、学生が医師になることが前提とされた仕組み・文化となっているため、東大医学部のそれは医学部全体の中ではかなり特殊といえます。これは東大医学部が受験競争の頂点であることと無関係とはいえないと思います。

受験競争による弊害、地域枠の課題

ここまで、読者が具体的にイメージしやすいミクロな事例として東大医学部の話題を紹介させていただきましたが、東大医学部やその学生を批判する意図は全くありません。前節で紹介してきた事象は、医学部人気の流れと、東大を頂点とする日本の大学序列という背景が組み合わさった結果、受験トップ層が東大医学部に集中してし続けていることにより生じているものであり、筆者が取り上げたいのは、この医学部人気というトレンドについてです。

視点を変えてマクロな目で見ると、医学部の受験競争の過熱によって生じる問題の一つに、地方の医学部に人が残らないという問題があります。これは、人口の多い都市部の医学部の受験競争が熾烈《しれつ》であることから、都市部の学生が医者になるために地方の医学部に進学し、卒業後に出身地に戻ってしまう問題です。

かつて日本では地方の医師不足を解決するために、1973年に田中角栄政権によって示された「1県1医大構想」のもと、「医科大学（医学部）のない県を解消する」ための整備が行われました。これは、当然ながら、卒業生がその地域に残り医師不足が解消されることを期待して医学部が整備されてきたといえます。

しかし、その後、前述のような形で地元以外から受験生が多くやってきて、卒業後に残らないということが問題視されるようになりました。2011年に文部科学省の検討会でも取り上げられた毎日新聞の調査によれば、全国の医学部で、地元高校からの進学者が平均30%、卒業後の地元定着率（残留率）は平均56%だったとされています。[*22] なお、この検討会の際には、全国の医学部平均で、学生の地元高校からの出身率よりも、卒業後の地元定着率の方が高いので、医学部には地元以外の医学部生を定着させる吸引力がある、という文脈で評価されていました。しかし、この時期から卒業後に地元に残らない学生がそれなりに多かったとみることもできるでしょう。

また、これ以外にも、受験競争の過熱が地域偏在に悪影響を与えていることを示唆する研究が近年出てきています。一橋大学経済学研究科の高久玲音教授が2020年に発表した研究によると、1980年から2017年までの医学部の偏差値と、35歳から55歳の医師1万2290人のデータを組み合わせ、医学部の偏差値が上昇し受験競争が激しくなるほど、卒業後に地域医療・プライマリケアに従事する可能性が下がり、より専門性の高いキャリアを志向し大きな病院に勤務する傾向があったと分析しています。[*14] これは先ほど紹介した「せっかく勉強頑張ったから」という話と繋がるかもしれませんが、難関の受験を突破してきた者ほど、高度な技術や大きな組織でのキャリア形成に関心が高いということになります。結果として、最先端の技術の習得やキャリアアップを志向することは、人口密集地にある大学や大きな総合病院への就職とイコールになるため、医師の都市部への集中につながり、医師の地域偏在の問題に繋がってきます。

さらに、産業医科大学医学部公衆衛生学教室の松田晋哉教授らが2021年に発表した研究では、人口密度は人口あたりの医師数に影響を与えない一方で、偏差値の高い高校が多い地域ほど人口あたりの医師数が多くなるという分析をしています。[*23] これは、過去の調査で、30歳代・40歳代の医師が地方勤務を希望しない理由として「子供の教育環境が整っていない」という回答が最多だったことを受けての調査になっています。医師の家庭は、子供を医学部に行かせたいと考えるケースも多く、教育・受験に熱心であるということはよく知られていますが、この研究のように、実際に子供の教育のために勤務地・居住地を選んでいるかどうかという分析はほとんどありませんでした。偏差値の高い進学校は都市部に多いことを考えると、これも地域偏在悪化の要因の一つになっているとみることができます。

このように、医学部の受験競争の過熱が、さまざまな点で医師の地域偏在に悪影響を与えてきていることが指摘されるようになってきています。日本全体として、医師の地域偏在が問題になってきている現状を踏まえると、過熱化する受験競争の見直しを議論すべき時期にきているのかもしれません。

なお、医師の地域偏在を是正する政策の一つとして、医学部入試における地域枠が設けられていることは第1章でも紹介しました。2008年度以降、医師の偏在是正策として地域枠は全国の医学部で増やされ、2008年は医学部全体のうち5・4%（418／7793）だったものが、2023年は18・9%（1770／9384）まで増加しています。入学者は卒業後に一定年数、勤務地などの制限がある代わりに学生に奨学金を提供するなどのメリットを与えるという制度で、政府は今後も医師少数県で地域枠を拡充していく方針です。[*24]

この地域枠について特徴的な点は、入試の難易度が下がる可能性があることです。地域枠は、卒業後に一定の制約が課されることから、一般枠よりも入試難易度が低くなっているケースが多くなっています。先に示した**表12**でも、ほとんどの国公立大学で地域枠の方が若干入試難易度が低くなっています。医学部の受験競争が厳しくなっている中で、こうしたメリットは受験生にとっては非常に重要な要素であるといえます。実際、2023年に発表された研究では、地域枠の医学生について、一般枠の医学生よりも幅広い社会経済的背景をもつ一方で、他の医療専門職や非医療系学部の学生と比較すると、世帯収入が高く、親が医師である率が高いと報告されていました。[*25] こうした点からも、地域枠については奨学金よりも、入試難易度が下がることなどのメリットを求めて選ばれている可能性があると考えられます。また、2021年に地域枠を利用した学生1010名を対象に行ったアンケートでも、地域枠を利用した理由として「合格可能性を上げる」が348名で最多であったとされています。[26] これも、医学部の受験競争の過熱があったからこそ、インセンティブであると考えられます。

しかし、地域枠については昨今、ネガティブな見方もあります。一つは義務年限の長さです。地域枠では卒業後に9年程度、指定地域での診療義務が設定されていますが、これは6年間の医学部の学生期間と合わせると、大学入学後に15年先まで将来を制約されることになります。通常、医学部の学生は、学生時代の病院実習や、初期臨床研修医の2年間の勤務の中で、志望する診療科・病院の勤務状況などを見ながら、進路について考えていきます。その中で大学入学当初と志望や考え方が変わっていくことは日常茶飯事であり、例えば初期臨床研修の2年間に想定していた進路を変更する研修医は半数近くいるという報告も複数あります。[27・28] そうした将来における進路選択の自由が制限されるということや、それによる影響を、大学入学前の学生が十分に想像できるとは考えにくいところです。

実際に、地域枠については入学後に奨学金の返還などにより離脱する学生が一定数出ており、2008年度から2022年度までで全国で518人の辞退者が出ていることがわかっています。[29] また、地域枠の条件の厳しさなどから、定員が充足していないケースもあり、2008年度から2022年度までで全国で1067名分の欠員が出ています。[*29] 一般枠の医学部の受験の過熱状況を考えれば、入試難易度が下がる入学方法があるのであれば応募者が殺到してもおかしくないはずですが、そうならないということは、地域枠の義務・条件が厳しすぎるということなのかもしれません。

医師の地域偏在は解消が必要な問題ではありますが、その対策としての地域枠が離脱や欠員続きでは、十分な改善につながらない可能性があります。また、このように一部の医学生にのみ強い負担をかけて解消する方法が適正かどうかという点で批判する声は医療界からも上がっています。医療ガバナンス研究所理事長の上昌広先生は、諸外国の地域枠の義務年限は1〜3年が多く、長くても6年だったことなどを示し、日本の地域枠の義務年限が長すぎると批判されています。[*30] また、医療制度研究会副理事長（当時）の本田宏先生は、高校3年生にそこまで先の将来についての決定を迫るのは酷であるとし、地方の働きやすい環境を整えつつ、地域枠の義務を柔軟にすることなどを主張されています。[*26]

このように、医学部受験の過熱が起こす影響は大きく、現行の地域枠についても課題があるところです。先ほど述べたように、政府は医師少数県において地域枠を増加させていく方針をとっていますが、地域枠の条件が厳しいままだと十分な学生の確保になるか不透明な部分があり、また一般枠が狭くなることで逆に多数の受験生にとっては受験競争の厳しさが続く可能性もあります。

このような状況を変える可能性がある一つとして、推薦入試の活用があります。昨今の少子化などの影響から、医学部以外の大学入試全体において推薦入試の割合が増加してきており、2023年には入学前の12月までに推薦入試で合格が決まる割合が50%を超えたことが話題となりました。[*31] 医学部においては推薦入試は全体の2割程度となっていますが、筑波大学のように定員の半数程度を推薦入試としている大学もあります。これまでの研究では、地方の医療に従事するのは、その地方出身であることが大きな要因として挙げられているため、[*14・25] 推薦入試をより活用し、都市部以外の地方出身など、多様な学生を受け入れることによって、地域医療に従事する学生を自然な形で増やせる可能性があるといえます。第1章でも述べたように、地域医療に従事する医師の環境改善や、診療科偏在・地域偏在などについてはさまざまなアプローチで解決していくべき課題ではありますが、医学部入試についてもそうした文脈に貢献する形でのアップデートが求められていくと考えられます。

韓国で起きた医療大乱、日本への示唆

日本における医師の偏在や、医療の今後を考えていく上で、日本と同様の課題を抱える他国の動向・議論が参考になるかもしれません。

第1章で見てきたようなOECD諸国の比較をみると、日本の医療の特徴に最も近いといえる国の1つが韓国です（**表13**）。

韓国は、日本と同様に、人口あたりの医師の数がOECD平均よりも低いグループにあります。そして、韓国にも公的医療保険制度があり、診療所などの窓口負担が比較的低めに抑えられている結果、患者の受診回数は多くなっており、OECDの中では2位の日本よりも多く、トップになっています。また、病床数も同様に多く、こうしたことから、日本同様に、現場の医師の負担は大きく、女性医師の数も日本に次いで少ないという状況になっています。

このように韓国の医療界をとりまく環境は、日本同様に厳し

	日本	韓国
人口1000人あたり医師数 （第1章 図4）	38位／48か国	39位／48か国
人口10万人あたり医学部卒業生 （2021年または至近年）	39位／40か国	38位／40か国
女性医師の割合 （第2章 図14）	40位／40か国	39位／40か国
人口1000人あたり病床数 （第1章 図1）	2位／44か国	1位／44か国
平均在院日数 （第1章 図2）	2位／43か国	1位／43か国
患者1人あたり年間受診回数 （第1章 図3）	2位／37か国	1位／37か国

表13　日本の医療と韓国の医療の類似点（OECD諸国内における順位）

いものがありましたが、医師という職業の安定性から、受験競争の過熱につながり、結果として医師の都市部集中などの偏在が続いていました。特に、日本同様に大学卒業後の進路選択に強い制限がなく自由度が高いことから、昨今では美容医療・皮膚科などに医師が集中する一方で「必須医療」と呼ばれる産婦人科、小児科、救急などの診療科の医師が不足するという診療科偏在も問題視されていました。[*32]

こうした問題の解決のため、韓国政府は医学部の定員増加により、医師不足・偏在を解決する道を模索してきましたが、医療界からの強い反発によりなかなか実現しませんでした。韓国の医療界が医学部定員増に反発してきた理由としては、少子化等による将来の医師過剰リスクがあること、偏在防止策として有効でないことなどが主張されていました。しかし、多くの識者・メディアからは、全体の医師数が増加することにより競争が激化し、自分たちの利益が損なわれるという恐れから、既得権益の確保という観点から反対していたのではないかと見られています。[*33]

そのような中で、2024年2月、韓国政府が医学部の定員を当時の約3000人から、翌年度に4500人に、さらに向こう5年間で毎年2000人ずつ増やすという大胆な計画を発表しました。韓国の医療界側は事前の相談もなく全く了解していない内容だったということで、かつてない反発を呼び、全国の研修医（約1万3000人）の90％以上が辞表を出して長期のストライキに入った他、医大生の多くも授業をボイコットしたり、休学届を提出したりして抗議するなど、「医療大乱」と呼ばれる大きな騒動に発展しました。病院における重要なマンパワーであった研修医の不在で現場は深刻な人手不足となり、救急患者の受け入れ停止などが続出した結果、適切な治療を受けられなかった患者の数が前年比で40％増加、2024年上半期の救急治療室で死亡する患者の割合も前年同期比で13・5％増加しました。[*34]

政府は職場を離れた研修医たちに対して免許停止などの行政処分を予告したところ、研修医たちは行政幹部を告訴し、大学病院の教授陣も集団辞職や無期限の集団休診をちらつかせるなどして、事態は泥沼化していきました。2月に始まったストライキは10か月以上たっても解決する見込みがたたなかったようで、2024年12月3日に大統領の尹錫悦が非常戒厳を出す騒動があった際には、戒厳司令部が出した布告の中に「ストライキ中の医師は48時間以内に本業に復帰しないと戒厳法により処断する」といった内容が含まれるなど、[*35]この騒動がいかに収拾困難な状況に陥っていたのかということがうかがえます。

韓国では過去にも、医学部定員増加が検討された際などに医師たちによるストライキがあった事例も複数あるため、ストライキ自体は今回が初めてではないようです。しかし、これほどまでに長期化していること、現場で残る医療者への負担の増加や、医療を受けられなくなったことにより亡くなる方も出ているなど多くの患者の不利益になっていることを考えると、同じ医療者ではありますが個人的には共感できません。見方を変えると、韓国では既得権益を守ろうとする力はそれだけ強いということであり、医療制度を変えることの難しさを感じさせます。

とはいえ、全国の医学部の定員を1年間で約1・5倍、5年間で約4倍にするというのは、あまりにも急な改革であり、現場の反発は理解できます。そして、医学部の定員を増加させるだけでは偏在が是正されないという韓国の医療界の主張もある程度正しいと考えます。実際、第1章で説明したように、日本では医学部定員を増加させてきたにもかかわらず、産婦人科や外科などは増加しませんでした。韓国政府は、医学部の定員増加は地方などを中心に行うことを検討していたようですが、それだけだと卒業後に都市部に戻ってしまうリスクもありますし、忙しい診療科を避ける傾向は変わらない可能性があります。

筆者はこうした問題点を指摘し、日本の例などを踏まえ偏在対策は医学部定員増加以外の方策と組み合わせる必要があることなどを提言する論考を、韓国最大の医師会が発行する

Journal of Korean Medical Science に投稿しました。[32]

なお、この韓国の医学部定員増加問題をめぐっては別の観点でも議論されました。それは、理系人材の医学部への集中という点です。もともと韓国では、日本同様に理系における医学部人気が高かったことから、今般の医学部定員増加の方針を示した際にも、韓国政府は「理系の（医学部への）「頭脳流出」を防ぐ」ことを明言していました。[36]

また、韓国トップメディアの一つである中央日報には、医療大乱の中でこのようなコラムが掲載されました。[37]

1998年の通貨危機以前まで、大韓民国の最上位圏の学生の多数が工学や自然科学に進んだ。このような学生が大韓民国を今日のような先進国に導いた製造業を率いた。ところが過去20年間に医学部集中現象が加速した。医師が働く病院産業が国富創出の通路となり、大韓民国を飛躍させることができるのならよい。しかし病院産業は製造業や技術企業と比較して内需依存的であり、国富創出効果が低い。たとえば医師としては国内の患者が大半である上級総合病院が成就の最高点だ。しかし科学技術が商用化されれば世界が舞台となり、輸出が増え、国富が創出される。国家が競争力を持って発展するには最も優秀な人材が理工系に進学しなければいけない。最上位の学生の大半が医師になる国には未来がない。

このコラムをみて読者の皆さんはどのように考えるでしょうか。

医療産業などは確かに国内を中心とした内需型産業であるとはされていますが、第1章で述べたように、医療全体としては雇用の創出など経済成長に貢献する部分もあるため、必ずしも経済発展の足を引っ張るだけではありません。また、韓国では美容医療への医師の集中が、医療政策的には問題視されていますが、経済効果の観点で見ると医療ツーリズムという形で貢献している部分もあります（**表14**）。しかし、日本は医療ツーリズムでは諸外国に後《おく》れをとっており、医薬品・医療機器の輸入超過が続いていることなど、経済成長への貢献が乏しい点もあります。

また、人材育成の観点でも、この韓国での問題提起は日本にも通じる部分があります。

実際、医学部に理系の人材が集中していることについて疑問視する意見は国内でも時折聞かれます。例えば2021年4月22日の参議院厚生労働委員会の質疑の中で田村憲久厚生労働大臣（当時）から次のような答弁がありました。[*39]

有能な人材が医師を目指すことによって、例えばもっと理学や工学等々でいろんな技術革新をしていくような方々が医師に取られていくというような、そういう教育現場で嘆く方々はおられます。ですから、そういう意味も含めて、優秀な人材が医師に流れることによっていろんな経済成長、発展の場を失っているのではないかというようなことも声としてはあるのは事実だというふうに思います。

医師の中でも、奥真也先生[*40]や、榎木英介先生[*41]などが、医学部に数学や理科ができる学生が集中しているのは、日本全体の人材配置として良くないのではないかと著作を通して主張されています。

もちろん、医師は人々の健康・命を預かる責任ある立場であり、最先端の医学研究などにキャッチアップしていく研究者などを確保していくためにも、医療において一定程度のレベルの人材を確保す

	外国人観光客数（2019年）	医療ツーリズムの推計受け入れ人数（2019年）
日本	3190万人	推計2～3万人
シンガポール	1910万人	50万人
韓国	1750万人	50万人
マレーシア	2610万人	120万人
台湾	1200万人	30万人

表14　アジアにおける医療ツーリズム
※一般社団法人 Medical Excellence JAPAN 作成資料[*38]より引用

る必要があることは間違いないでしょう。しかし、国家全体の方針として見た時に、理系分野で最も勉強ができる集団を、医療に集中させるのは果たして正しいのか、という点は確かに議論の余地があると思います。

スタンフォード教育大学院で2024年に修士号を取得した日本人学生の留学記の中に興味深い話がありました。[*42] これまでの教育分野の研究によると、国際学力調査で測定される学力が高いほどその国の経済成長率は高くなる、という相関関係が広く共有されている中で、学力は国際的に高順位をキープし続けているにもかかわらず、20年以上も経済成長が微小である日本は、その反例であるとされているそうです。そうしたことから、スタンフォード教育大学院の重鎮である Martin Carnoy 教授は日本人留学生に次のような問いかけをしたそうです。

「経済大国の割に幸福度が低い中で、日本の教育は子どもたちの幸せにつながっているか?」
「そもそも学力の高さが経済成長に結びついていないが、日本は何のために学力向上を目指しているのか?」

これらの問いに対して、我々は答えを持ち合わせているでしょうか。

もちろん、学力と経済成長の関係は絶対的なものではなく、学力は高くないが経済成長してきたアメリカなど、他にも例外はあるようです。また、日本は、世界で最も高齢化が進んでいるなど、幸福度や経済成長に影響する要素は他にも多いでしょう。

しかし、学校教育で学力を上げることの目的や、高等教育以降の人材育成の在り方や配置について、我が国でも改めて国全体で議論を重ね、認識をそろえていく必要があるかもしれません。そのような議論の中で、受験競争の過熱化で若者を疲弊させるのが正しいのか、国全体の経済成長のためにどの分野に人材が集まるようにし、どのように育成していくことが重要なのか、という点は、これから少子高齢化で日本社会・産業構造が激変する中で、しっかり考えていく必要があると思います。

美容医療の急増、医師流出

韓国では美容整形が盛んで、医療ツーリズムにも貢献していることを前節で紹介しました。しかし、近年では、外科系など美容整形以外を専門としていた医師が、過酷な働き方から逃れるために、美容整形に転科するという傾向が続いており、医師の診療科偏在に拍車をかけている状況があります。

実は、こうした現象は韓国だけでなく、日本や中国でもみられています。実際に、国際美容外科学会（ISAPS）が2024年6月に公表したグローバル調査によると、美容整形手術は世界的に増加していますが、美容外科医の数では、日本（第3位）、中国（第4位）、韓国（第6位）と、東アジア地域が目立って多いことがわかっています（図15）。これらの国々に共通する点として、診療科の選択に関する規制がほとんどないことから、なりたい診療科になることができ、診療科を変更することも容易であること、外科系などで医師不足により労働環境が厳しい状況が続いているということがあります。[*32]

日本が美容外科医の数で世界第3位と聞くと驚かれる方も多いのではないでしょうか。こうした医師数のカウントは、美容外科の定義や調査方法によって大きく変動するため、ISAPSの調査が実態を正確に表しているかどうかという点では議論があるかと思いますが、こうした調査では、日本は海外と比較して美容医療への抵抗が少なく、盛んな国として以前からみられてきたようです。[*43]

そうした中で、日本では、近年特に美容医療を行うクリニックなどが急増しています。

厚生労働省の調査によると、全国の美容医療の施術数は、2019年の約123万回から、2022年には約373万回と3倍程度に増加していることがわかっています[*44]。美容医療といっても幅が広いですが、例えば2022年に行われた外科的手技によるものだと眼瞼形成（まぶたを二重にするなど）45・4万回、フェイスリフト（顔のしわ・たるみの改善）8・4万回の順に多く、非外科的手術によるものでは脱毛が61・2万回、ボツリヌス菌毒素注入（しわの改善など）が55・7万回の順に多かったと報告されています。こうした美容医療が増加した理由としては、さまざまな要因があると考えられますが、一つに若い世代の価値観の変化があります。リクルート社の2023年の調査によれば、美容医療を受けることについて、10～20代の女性と20代の男性の半数以上が「抵抗感・違和感がない」と回答しており、他の世代よりも多くなっています（**図16**）。

そして、このようなニーズの高まりを受け、美容医療に従事

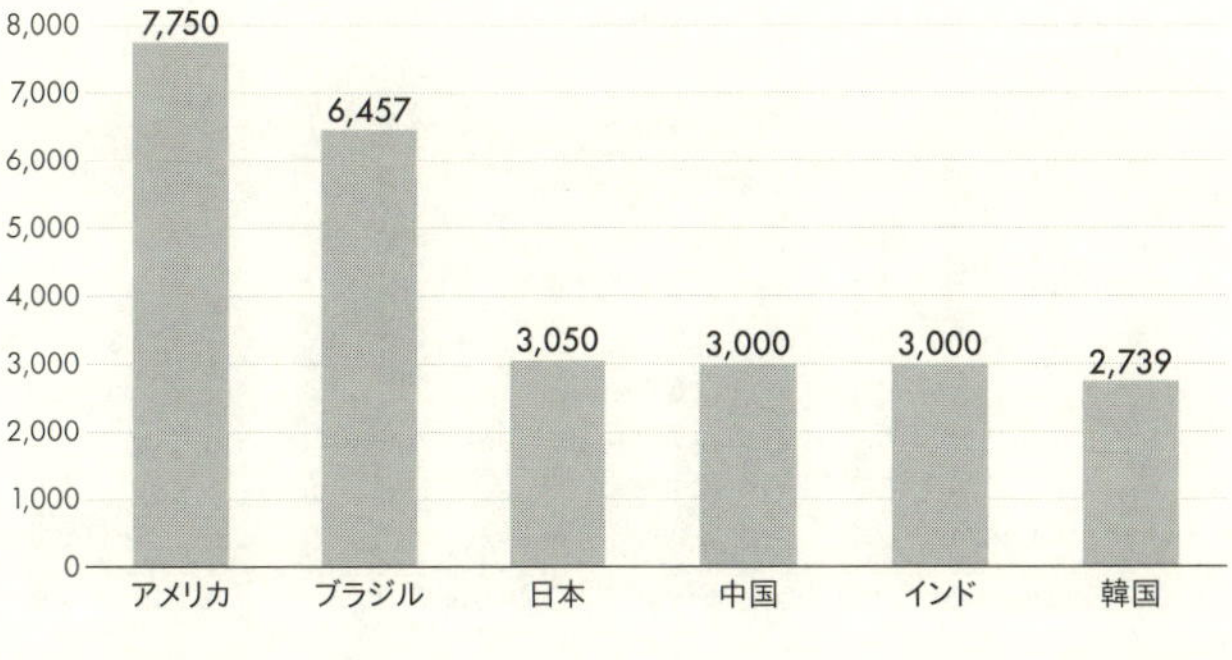

図15　**美容外科医の数**
※ISAPS資料[*43]より筆者作成

する医師も増加しています。厚生労働省の調査によると、2008年から2022年にかけて、診療所に勤務する医師全体が1・1倍とほぼ横ばいとなっている中で、美容外科に従事する医師は2008年から2018年までで2倍、2008年から2022年までで3倍となっています。[*44] これは、他の診療科よりも増加が著しいことはもちろん、2019年から2022年までで1・5倍に増えていることになり、わずか数年間の間に急増しているということができます。なお、美容外科医以外にも、外科的手技は形成外科医、非外科的手技などは皮膚科医が行うこともあり、これらの医師も増加傾向にあることから、美容医療全体の規模も大きくなっていると考えられます。

　また、美容医療の特徴の一つに、都心に集中しているというものがあります。例えば美容外科医の分布を都道府県別にみると、東京、大阪、福岡、愛知など大都市圏に集中してい

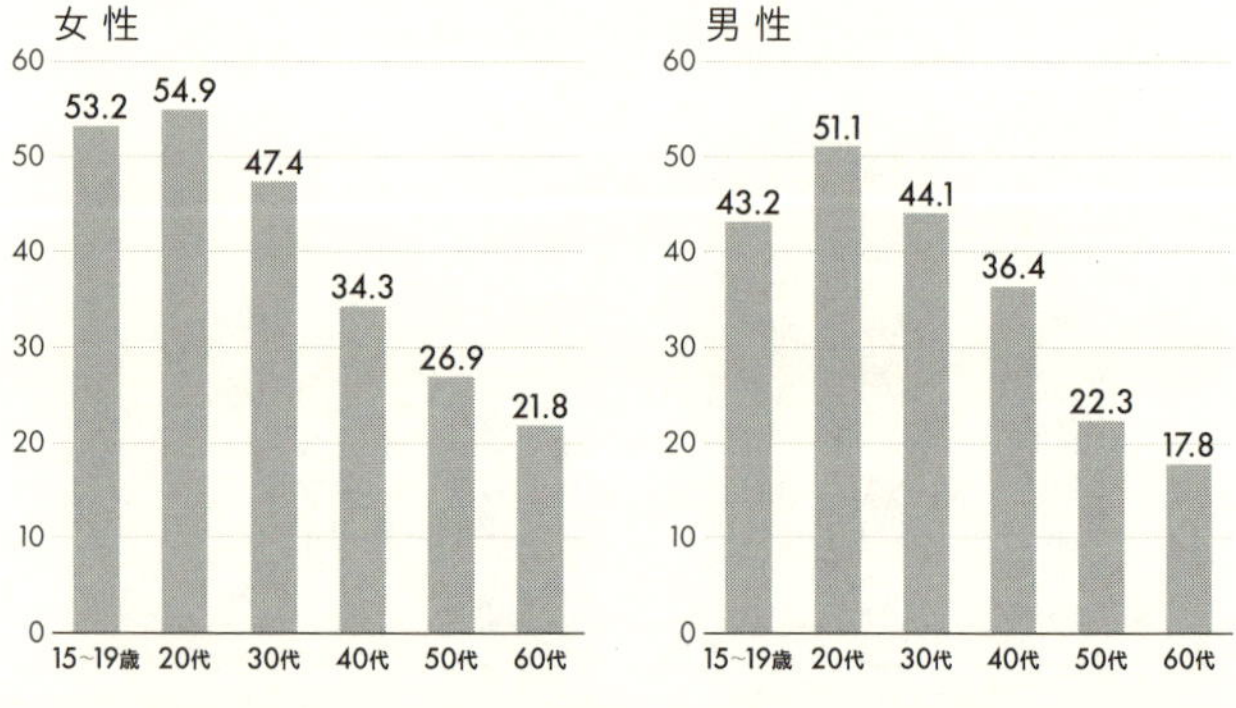

図16　「美容医療の施術に対して、自身が施術することに対する抵抗感・違和感を感じるか」という質問文に対し、「抵抗感・違和感が全くない」または「抵抗感・違和感があまりない」と回答した人の割合

ることがわかります。

これは、美容医療が、一般医療と異なりビジネス的観点から需要の多い地域に集中しているからと推察されます。

こうした急激な美容医療の増加は、若い世代のニーズに応えたものなのかもしれませんが、問題もあります。美容医療は保険適用されない自由診療にあたるため、価格設定が医療機関によってばらつきがあります。保険診療の場合は、同じ治療・医薬品であれば全国一律の価格になるため、患者がおかしな値段で治療を受けることはありません。しかし、自由診療の場合は、患者側が適正価格や相場がわからないため、交渉次第では非常に高額な契約を結ばされてしまうこともあります。例えば、広告をみて来院した患者に対し、理由をつけて広告よりも高い値段で契約させたり、広告とは別の高額の治療を勧誘したりといった、ビジネス的な顧客単価向上（アップセル）手法が多く行われていることも問題視されています。

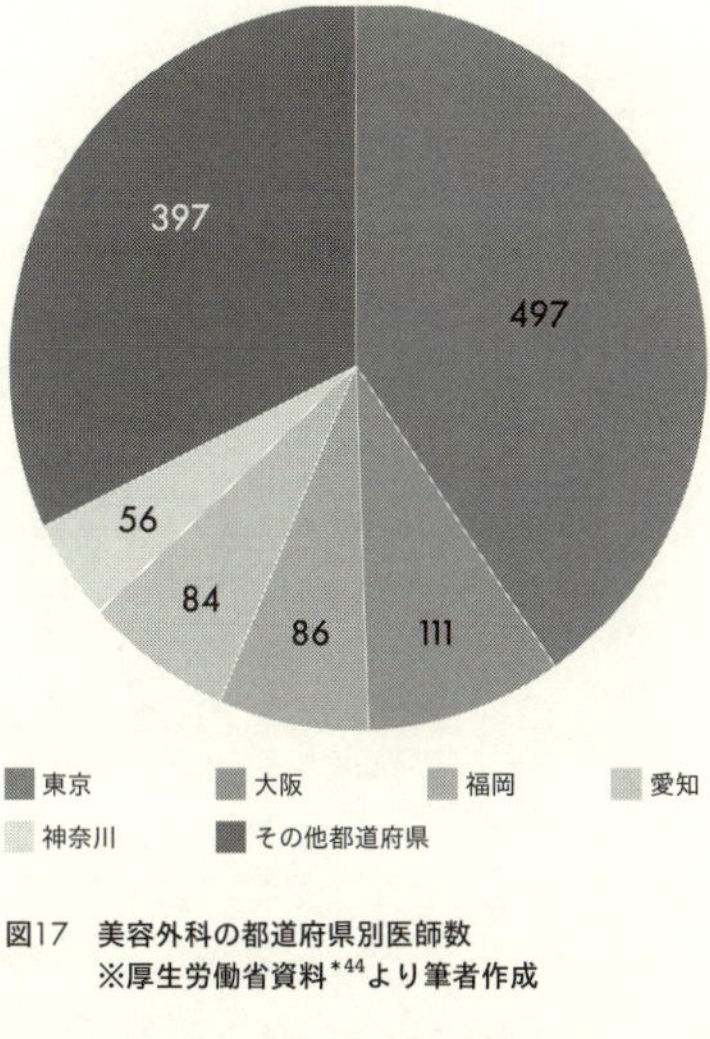

図17　美容外科の都道府県別医師数
※厚生労働省資料*44より筆者作成

また、美容医療特有の問題として、疾患の治療ではないことから、施術後の結果・効果に患者側が納得いかないケースや、治療の副作用や合併症などが生じるケースなど、さまざまなトラブルが生じます。こうしたトラブルが生じた際に、患者側が納得いくアフターフォローがされないケースも多く、行政機関などへ相談するケースが近年増加しています。

全国の消費生活センターなどの公的機関に寄せられる美容医療に関する相談件数は、２０１８年に１７４１件だったものが年々増加し、２０２２年には３４６２件、２０２３年には５５０７件と急増しています。相談内容は、２０２３年度の調査（複数回答可）では、契約に関して「解約（全般）」が２２８７件、「返金」が２１５５件、料金に関して「高価格・料金」が１２７８件、施術に関して「施術不良」が１０７０件、アフターサービスに関して「連絡不能」が１１９９件など、多岐にわたるトラブルが生じていることがわかります[*44]。

現代医学が全くリスクのないものではない、という側面はもちろんあります。一般の保険診療における治療においても、薬の副作用・アレルギーが生じてしまったり、美容以外の外科系の手術においても合併症が生じたりすることもあります。美容外科は外科的な処置なども行う以上、合併症のリスクをゼロにすることは難しいでしょう。しかし、通常の医療であれば、そうしたリスクについてきちんと事前に説明し、もしそうした事象が生じてしまった場合は責任をもって対応する、ということで、医師―患者間の信頼が保たれているといえます。前述の消費生活センターへの相談内容をみると、「施術不良」以外の契約・料金に関する相談が多いことや、アフターサービスにおいて「連絡不能」が多数存在しているという点が、異様な点であるといえます。

日本美容外科学会が厚労省の検討会で例示した問題のある美容医療の例をみると、普通の医療とは大きく異なる実態がみえます（**表15、16**）。

通常のビジネスではありえない、このような酷い営業などが横行している背景について、日本美容外科学会は「医療機関という信用があり『営業』としてはやりやすい環境にある」などと説明しています。こうした事例は、医療全体、特に保険診療に従事してきた医療従事者たちが築いてきた、医療への信頼に〝タダ乗り〟している上、それを毀損する行為でもあり、問題があります。

さらに、こうした美容医療によって生じた副作用や合併症の対応・治療において、悪徳な美容医療機関は適切なアフターフォローを提供しておらず、結果としてその対応・治療は、他の一般医療機関、保険診療の世界がカバーすることになります。これも、「いざとな

SNS上での不適切な広告	SNSでの過度なアピールや煽り。
	症例数日本1、埋没専門医、などの虚偽の宣伝文句。
	症例写真の加工、またはAI。
	小学生の整形を賞賛するような投稿。
美容医療の入口が美容院・グルメなどと同列の感覚	【ケース事例（眼瞼手術）】 患者（40代女性）はクーポンサイトで見つけたクリニックに美顔の治療を希望して受診。
無資格者による治療方針の決定	医師のカウンセリングは数分で、ほとんどの説明や術式選択をカウンセラーと患者で決めていくシステム。
	【ケース事例（眼瞼手術）】 20代のカウンセラーが対応し「希望した美顔治療はあなたには適さない。下眼瞼のたるみをとるべき」という説明を受ける。
強引な勧誘	過剰なアップセル。宣伝で19800円など安価な表示をして、実際に受診するとメニューによって、4〜10倍以上の価格が提示される。
	治療を受けることを決めるまで、カウンセラーの段階で1時間以上、部屋に拘束して帰宅させない。
	【ケース事例（眼瞼手術）】 「私も自分の母も受けた。普段はできないが、今日は予約があいたのでできる。価格も割引が適応される。」
十分な説明がない	カウンセリングする医師と、治療する医師が、事前に患者に説明することなく、承諾もなく、異なる。
不誠実なアフターケア	無責任なアフターケア。患者が相談しても、いっさい意見を聞かない事例や、再診も予約させない事例など。
	施術結果に不満を言うと、逆に弁護士が介入してきて訴えられる。（営業妨害、債務不存在確認、名誉毀損など）
	【ケース事例（眼瞼手術）】 術後、下眼瞼の左右差があり相談したところ、「取り足りないですね。麻酔費用5万円で修正します」といわれ手術を受けた。帰宅途中のホームで下を向いたところ、びっくりするくらい出血し、驚いて連絡した。「ガーゼでも当てておいてください」といわれた。 その後、眼がごろごろするなどの異物感、引きつれや疼痛が続き、連絡すると「どこの眼科でも診られるから好きなところに行きなさい。また、こちらから連絡する」といわれた。怖くて行きたくない。 その後もクリニックからの連絡なし。

表15　日本美容外科学会が把握している問題事例
※日本美容外科学会資料[*45・46]より引用・改変

れば患者は他の医療機関で安くて質の高い治療を受けられる」、という日本の医療制度にタダ乗りしていることになります。実際、こうした合併症などの対応を丸投げされるような酷いケースも増えていることから、こうした美容医療を問題視する声は医療界の中でも年々高まっています。

「直美」の出現、美容医療の今後

美容医療では通常の医療よりもトラブルが生じやすい理由は先に示した通りであり、美容医療全体の増加に伴ってトラブルも増えることは想像に難くありませんが、なぜこうした状況が改善されず、増え続けているのでしょうか。美容医療業界の中で、教育や再発防止対策などの自浄作用は働いていないのでしょうか。

このような状況を理解する一つのキーワードが「直美《ちょくび》」です。

美容外科医の数が急増していることを先ほど述べましたが、近年の傾向として、特に若い医師で美容外科になる人が増えていま

【事例1】
広告で見たクマ取り注射（1万円以下）が今なら実質無料などの謳い文句に誘われクリニックに来院
→医者ではないカウンセラーが、そのクマはこの安いメニューでは取れないからと瞼の裏から脂肪をとるメニュー（約70万）を提案、他にも顔のたるみや目のたるみなどを指摘して糸によるリフトアップや、二重の手術を提案し、込み込みで200万程度で見積もりを出す。その値段は払えないから帰ろうとすると、今日やるんだったら半額にすると言い、長時間監禁して疲れ果てて正常な判断力が乏しくなった患者に無理やり契約させる。
（中略）その結果、手術をするが、当然そのようなクリニックには技術もモラルも低い医師しかいないため、結果も酷い。そもそもカウンセラーからは全く腫れない、バレないなどと言われて契約しているがとても腫れて結果も悪くアフターケアもほとんどない。多くの患者は泣き寝入りするが、ごねる患者には一部返金して、ほとんどの患者は返金までは言わないので、たまに言われて少し返金しても問題ないというシステム。なお、本来は当たり前に実施すべき術後検診もほぼなし。

【事例2】
一見値段が安いクリニックなので、予算数万円くらいでアンチエイジング、リフトアップを希望して来院。
→来院時に自由診療なのに保険証を預かられる。その後、同様にカウンセラーが顔の欠点を多数指摘し、各種手術やプチ整形を提案し、見積もりが300万になる。そのような金額は払えないので帰ろうとするが、なかなか帰してくれない。いつもの手段で少しずつ割り引かれていって（「院長に確認します」とカウンセラーが部屋を出て、戻ってきて「少し安くなった」と言うが、これは演技であり、実際は院長に確認していない模様）、150万くらいになる。もちろんそのような金額は払えないので、帰ろうとするが保険証を返し てくれず帰れない。それでも帰りたいと伝えると、それなら本当は300万のところを150万まで値下げしたのだから、差額分の150万円をキャンセル料として支払えと言われる。それは払えないと言うと、払えないなら普通に150万今日払って施術していく方がいいよね？等と理由のない詰め方をされる。（中略）絶対に金を払わないと言い続け、ようやく人質に取られていた保険証も返してもらい帰ることができた。この間約3時間半の監禁。

表16　美容医療の悪質事案（組織ぐるみで行われていると推測される事案）
※日本美容外科学会資料[*46]より引用・改変

す。年齢の内訳を**図18**に示しました。

　２０１０年では20代の美容外科医は５人なのに、２０２２年は１５５人とかなり多くなっています。医者の世界で20代というのは初期臨床研修医を終えて間もない医者、ということになります。仮に医学部に高校３年生、18歳で現役合格し、留年なしで医学部を６年間で卒業し、初期臨床研修医を２年終えたとすると、単純計算で26歳です。そこから数年もしないうちに、あるいはすぐに美容外科に入職しないと20代のうちに美容外科を名乗ることは困難ということになります。近年ではこうした若い美容外科医が増えており、特に、初期臨床研修を終えてから、他の診療科・勤務先を経由せずに、〝直接〟、美容外科に入職する医者を「直美」と呼んでいます。

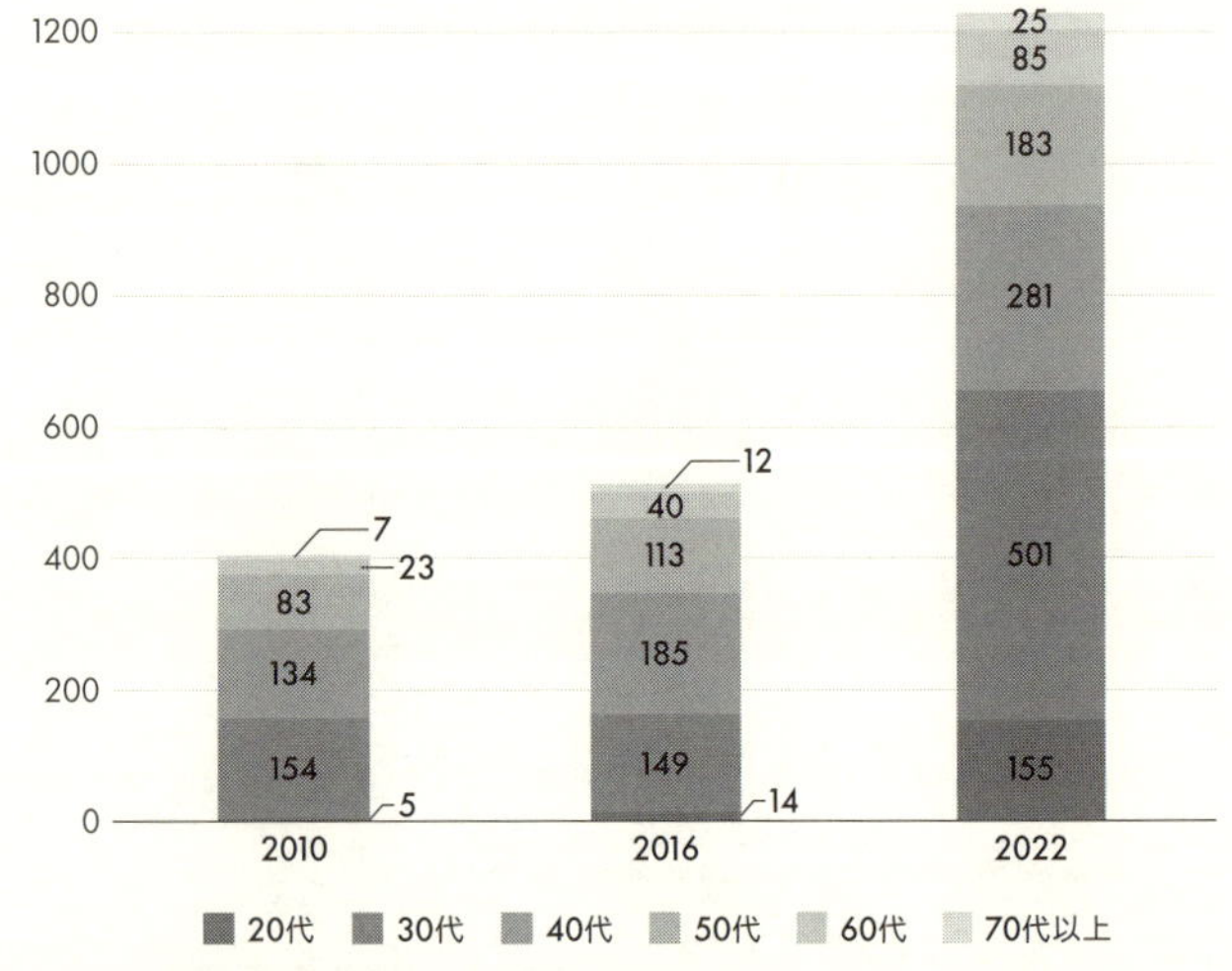

図18　美容外科医の数（年齢内訳）
※厚生労働省資料*44より筆者作成

図で示したように、このような医者は、かつては全国的にもかなり稀な例でした。通常、初期臨床研修を終えた医師は、自分の専門診療科を決め、その診療科の専門医になるために、大学や大きな総合病院などに就職し、研鑽を積むことになります。美容外科医についても、初期臨床研修終了後に大学病院などで形成外科医としての修練を積み、一定の技術を習得した上で、開業・入職する医者が大半でした。また、先に紹介したように、外科医など、もともと他の診療科だった医師が、過酷な労働環境から離れるため、美容外科に転職するというケースもそれなりにあったようです。

そして、かつては、美容外科はマイナーな存在であり、かつ自由診療であるということから、そもそもそうした領域自体が、医療者を育てる大学において〝タブー〟のような風潮がありました。例えば、2015年に医学部を卒業した救急医の中村龍太郎先生は次のように振り返っています。[*47]

私が初期研修医の頃は、初期研修を終えてすぐに美容医療に進む人は滅多におらず、話題に上ること自体が稀でした。美容に進むという話をすると、「お金が欲しいの?」、「何か特別な事情があるの?」などといった見方をされることが多かったように思います。

筆者もほぼ同じ時期の2014年に医学部を卒業しましたが、やはり美容医療というのは大っぴらに公言できるような進路ではなく、美容医療などの自由診療に行くというのは、すなわち金儲け、極端に悪く言えば「悪魔に魂を売る」ようなもの、そんな風に捉える風潮があったように思います。筆者が医学部生・研修医をやっていた頃には、「将来、何科になりたいの?」と教員や上級医から聞かれた時に「美容です」と答え〝られ〟る人はいませんでした。そんなことを言えば、「けしからん!」と怒られたり、白い目で見られたりすることが目に見えていたからです。

なお、筆者の大学の同級生を調べてみると、現在では美容医療や自由診療領域で開業している人も複数おり、中にはSNSのフォロワー数が10万人以上というインフルエンサーになっている者もいるようです。しかし、そうした同級生たちも初期研修を終えた後に大学などの形成外科での後期研修を経て開業しているようで、筆者らの世代の感覚では〝直美〟は、やはり躊躇《ためら》われる進路だったといえます。

しかし、現在は、美容医療を受ける人・美容外科医が急増していることから、若い医師の間で美容医療という進路が〝よくある〟選択肢の一つとしてみられるようになっています。そのため筆者の周りでも、学生や研修医で「将来は美容医療（or自由診療）を考えています」と公言する若手の目撃事例が増えました。これは、昨今パワハラなどへの目も厳しくなり、教員や上級医も不用意に説教などできない時代のため、そのように言われても怒られなくなっているから公言できるようになったからという見方もできるかもしれませんが、昔では考えられなかった変化だと感じています。

もちろん個々人の進路・希望は自由であって構わない、という前提はあるものの、最初から保険診療をやらない、と公言されてしまうと、大学病院・総合病院内における医療の運用や診療報酬・医療制度のことなどを教育しようと考えていた教員・上級医のモチベーションは大きく削がれます。それだけなら上の世代の心の中の問題で済むのですが、「私は美容（or自由診療）志望なので、関係ない内容を学ぶ気はありません」といった態度を明確にして積極的に「お客様」であろうとする研修医も出てきているとのことで、医師の世界の中でもこうしたジェネレーションギャップが話題に出ることが増えました。

このような話をすると、若い医師のモラルが低下していてけしからん、と感じる人も多いかもしれません。しかし、若い世代が「コスパ」（コストパフォーマンス）・「タイパ」（タイムパフォーマンス）重視で、ワークライフバランスを優先する傾向になっているのは日本以外でも同様の傾向がみられています。例えば、ドイツやフランスでも、若手医師の価値観について、上の世代とは違う傾向があると、言及されています。

【ドイツ連邦保険医協会　専門委員会・情報管理運営部長　イルツヘーファー氏】

若い医師は、いくら儲かっても田舎には行こうとしない。儲からなくても楽しみも文化もあるベルリンのような都会で働こうとする。

（2023年6月5日談*48）

【フランス医師会　副会長　ラバリエール氏】

社会が変わり、以前の医師のように若者は働きたくないと考えている。我々の頃は、週に7日間、朝7時から夜23時まで働いたものだが、今の医師はそのような働き方はしない。ワークライフバランス、スポーツ、趣味の時間を大切にしたがる。価値観を置くところが違う。その結果として、1人の医師の活動量が減った。

（2023年6月8日談*49）

また、こうした若い世代の価値観の変化は、医師に限らずあらゆる業種でみられています。例えば筆者が勤務した経験のある国家公務員も、長時間労働などが常態化し〝ブラック〟な労働環境だとされていますが、近年ではそのような働き方が若い世代から敬遠されているとのことで、志願者の減少が続いています。

話を戻しますと、若手の医師が私生活を重視する働き方を求めることは、世代的なトレンドに沿ったものであり、それ自体がモラルの低下とはいえないと考えます。また、一般の保険診療医療で厳しい労働環境が続いている中で、高い年収と働きやすさを提示する美容医療などの自由診療に惹かれる若手が増えることも、ある種当然かもしれません。経済が停滞しているから医学部人気が高まっている状況と似ている部分があります。もちろん、前節で紹介した事例のような悪質な事例に加担している例は論外ですが。

〝直美〟で問題視されている点の一つは、質の低い美容医療に繋がっていないか、という点です。日本美容外科学会（JSAS）は現状の美容医療における医師育成について次のような課題を挙げています。[*46]

- **臨床研修修了後、すぐに美容医療クリニックに就職し、JSASに入会する医師が2**

024年4月時点で3割強存在している。

- 美容医療クリニックに就職するまでに、形成外科、外科、皮膚科などで十分な臨床経験を積まずに、美容医療を行っている。
- 周術期における循環系及び呼吸系管理の経験が少なく、術中出血や呼吸不全など緊急時に対応できていない症例がある。
- 美容医療の合併症対策を学ぶ機会が少ない。

大学病院などの後期研修医として形成外科などの専門医資格を取得するプログラムに参加していれば、上級医の指導のもと様々な手術・症例を経験し、合併症が生じた事例の対応などについて広く学ぶことになります。しかし、いきなり美容医療のクリニックなどに就職してしまうと、そうした難しい症例、いわゆる〝修羅場〟を経験する機会がありません。また、当然ながら手技などの技術も未熟な状態で就職することになります。〝直美〟で就職した先で、大学や総合病院のような教育・研修が受けられれば問題ないはずですが、実態としてはそのような体制が整っているところはほとんどないようです。結果として、〝直美〟の医師が提供する医療は質の高いものにはなりづらく、患者トラブルの温床となっていることが危惧されます。

こうしたことから、美容医療機関の中でも、〝直美〟はNGと明言しているところも少なくありません。[50・51] しかし、〝直美〟を採用し、リスクの高い処置を行わせている医療機関がある以上、若手の医師の流出は止められません。問題なのは〝直美〟を選ぶ若手医師ではなく、技術の未熟な若手医師を、十分な教育体制を整えないまま採用する医療機関の方ではないでしょうか。

さらに、現行の医療制度では、医師ひとりひとりの進路は自由に決められる状況ですが、果たして若い医者が大挙して美容医療や自由診療に行ってしまったら、保険診療、病院は誰が支えていくのか、という問題があります。〝直美〟をはじめとする美容医療への集中について危惧する声として注目を集めたのが、2023年12月21日に出された日本医学会連合の「専門医等人材育成に関わる要望書」の中の次のような記載です。[52]

医学部卒業生や臨床研修医が十分な臨床的修練を経ずに保険診療以外の領域への大量流出（確定的な数値ではありませんが、2023年度の関係諸機関の調査で、美容領域で医学部２つ分に相当するような多数の新規の医師採用がありました。）

医師の地域偏在・診療科偏在を解消するため、さまざまな研究・議論・政治的調整を経て医学部の定員を増加させ、新専門医制度を構築してきたにもかかわらず、美容医療に若手医師が大量に流出するという状況は、医療界に大変な危機感を与えました。

こうした美容医療への医師の集中や、前述したトラブル事例の増加などを受け、厚生労働省は2024年6月に「美容医療の適切な実施に関する検討会」を立ち上げ、同年11月に報告書を公表しました。[*53] この検討会では、ここまで紹介してきたような昨今の美容医療をめぐる様々な問題が広く取り上げられ、今後の対応策の方針が示されました（**表17**）。

さらに、これらの方針の提示に加えて、政府は、美容医療を中心とした自由診療に医師が流れるのを抑制するため、保険診療を行う医療機関を開業する要件に、保険医として3年以上の勤務経験を求めるルール整備を行う方針を示しました。[*54]

このように、政府・医療界における美容医療への警戒感は強く、今後こうした規制が強まっていくことは確実とみられます。特に教育環境がない医療機関に、教育を受けていない若手医師が流入する〝直美〟が増え、質の低い医療や、患者トラブルが増加していくことは、医療全体の国民への信頼低下にもつながるため、無視できません。しかし、根本の

美容医療を行う医療機関等の報告・公表の仕組みの導入	美容医療を提供する医療機関の管理者を対象として、当該医療機関における**安全管理措置の実施状況、医師の専門医資格の有無、合併症や後遺症等の問題が起こった場合に患者が相談できる連絡先等**について、定期的（年に1回）な報告を求めることとし、また、その報告内容のうち患者が相談できる連絡先など必要な内容を、**都道府県等において公表**
保健所等による立入検査や指導のプロセス・法的根拠の明確化	厚生労働省において、医師法や保助看法等への違反疑いのある事例に対する医療法に基づく保健所等の立入検査等 の可否・法的根拠や、立入検査の実施プロセス、調査の観点について明確化を行い、解釈通知を発出
関係学会によるガイドライン策定	以下の内容を盛り込んだガイドラインを複数の関係学会、日本医師会や日本歯科医師会等の団体が主体的に策定。 • 医事法制（医師法、保助看法、医療法等）や消費者保護法制等の**遵守すべき関係法令の内容、明確な解釈** • 標準的な**治療内容・手技**、医療機関の医師数や**経歴・専門性、合併症や後遺症等に関するリスク**の説明方法等・診療に関する**記録として残しておくべき事項やその記載方法**（患者の要望・同意内容、提案・説明内容、手術・投薬 等の内容・結果等） • **有害事象発生時の対応**（アフターケア、医療機関との連携、急変時の体制の構築等） • **経験・年次・専門性等に応じた治療**の実施や、**研修制度**、指導担当医師による**教育システム**等 • **契約締結時の遵守すべきルール**（契約書面に記載すべき内容、医師の説明内容、いわゆるカウンセラーとの役割分担、即日治療の原則禁止等）
医療広告規制の取締り強化	**医療広告のネットパトロールを強化**し、違法な広告により患者が医療機関に誘引されないように取り組む

表17　美容医療の適切な実施に関する検討会報告書内で述べられた対応策（抜粋）

問題として、保険診療に従事する一般の医師たちの労働環境が改善されない以上、こうした美容医療を志望する若手の流れを止めることは難しいでしょう。

また、2024年は美容医療に力点を置いた対応方針が示されましたが、美容医療への締め付けが厳しくなれば、美容以外の自由診療分野に若手医師が移動するだけで、医師流出の流れは変わらない可能性もあります。特に、政府が示した3年ルールは、「保険診療を行う医療機関を開業する」ために必要な条件であり、自由診療のみを行う医療機関の開業や、そうした医療機関への転職自体には制限がないようにも見受けられるため、実効性も危惧されるところです。医療全体の問題解決に資するよう、実効性のある対策の実施・規制の整備を強く求めます。

GLP－1ダイエット問題

昨今の過剰な美容ブームや、自由診療におけるモラル低下を危惧させる事案の一つに、GLP－1ダイエット問題があります。新しく登場したGLP－1薬という肥満症治療薬をめぐる問題です。

GLP－1薬とは、「グルカゴン様ペプチド-1（GLP－1）受容体作動薬」のことで、膵臓《すいぞう》や胃腸などに作用する薬です。ＧＬＰ－１薬には様々な作用があるのですが、その一つに、インスリンという血糖値を下げるホルモンの分泌を促す作用があります。そのため日本では糖尿病治療薬として承認されていましたが、肥満症の治療に有効であるという研究結果が出たことから、２０２３年3月に肥満症治療薬としても承認されました。糖尿病には他にも様々な治療薬が出ていますが、肥満症を主な適応とした薬は長い間出ておらず、日本でも30年ぶりに承認された肥満症治療薬として話題になりました。

なお、肥満とは、肥満度を表す体格指数（ＢＭＩ）が25以上と日本では定義されています。ここで注意が必要ですが、ＢＭＩが25以上の肥満であるというだけでは、医学的な治療の対象になりません。肥満があることに加えて、肥満に起因ないし関連する健康障害を合併するか、その合併が予測される場合で、医学的に減量を必要とする病態が「肥満症」とされています。

つまり、ＢＭＩが25を超えている人全員が、ＧＬＰ－１薬の適応になるわけではなく、健康に影響する可能性があるので治療すべき、と医学的に判断される人のみが適応となります。ＧＬＰ－１薬は糖尿病治療薬として使われている薬でもあり、低血糖、胃腸障害など様々な副作用のリスクもあるため、当然ながらただ肥満であるだけの人や、肥満ですらない健康な人々がダイエット目的に安易に使えるような安全な薬ではありません。

肥満症がある方々にとって、この薬の登場は朗報であり、専門医がきちんと判断し適応する場合のみに処方していれば大きな問題とはならなかったはずですが、専門医以外によるダイエット目的での適応外処方が横行したことにより一時供給不足になるなど、その不適切使用が日本でも大きな問題となりました。

日経メディカルオンラインが2023年6月に行った調査では、肥満症でない健康な人たちがダイエット目的でGLP－1薬を使用したことにより、さまざまな健康被害が生じた事例が確認されたことがわかっています[*55]（**表18**）。

この調査ではこのように、GLP－1薬の適応外使用が原因とみられる健康被害の事例が多数報告されていますが、その多くが、美容皮膚科などによって処方されていることがわかっています。そして、こうしたダイエット目的のGLP－1薬の使用により健康被害を生じた患者の多くが処方元の医師に副作用の診療を拒否されるケースが多いことも指摘されており、ここで報告されていた健康被害はいずれも、処方された医療機関とは別の医療機関を受診していたケースでした。

こうしたダイエット目的の不適切なGLP－1薬の処方の多くは自由診療として行われ

ていたとみられますが、先にも述べたように自由診療の医療機関は、時間外の救急対応を行っていない場合がほとんどであり、処方された医薬品による副作用が生じても「専門医療機関を受診するように」と指示して自分たちが対応しないケースは珍しくないようです。適応外の不適切な医療を行い患者に健康被害を与え、その対応も行わないという点がモラルの面から問題なのはもちろんですが、結果として保険診療で多忙な状況にある他の医療機関の医師たちの負担も増加させている点も看過できません。

こうしたＧＬＰ－１薬の不適切な使用が急速に広がったことから、２０２３年４月には日本糖尿病学会が適応外使用についての注意喚起を行った他、同年６月にはＧＬＰ－１薬を製造・販売する製薬会社４社も合同で適正使用を求める通知を出しました。[*56] しかし、状況の改善がみられず、ＧＬＰ－１薬の在庫逼迫により真に必要とする患者への供給不足が懸念

	報告された健康被害・症例
低血糖	40歳代女性。BMI 22kg/m²程度。低血糖による意識障害で救急搬送された。受診時の血糖値は25mg/dL程度。
	BMI 18kg/m²程度。冷や汗、動悸で来院。血糖値は45mg/dLだった。美容皮膚科でGLP-1薬を〝痩せ薬〟として処方されているとのこと。
胃腸障害	20歳代女性。BMI 20kg/m²程度。吐き気などの胃腸障害で来院。GLP-1薬を美容目的で使用していた。
	30歳代女性。BMI 20kg/m²程度。食思不振と下痢で受診。痩せ願望を持っていることが分かり、皮膚科クリニックでGLP-1薬を自費購入し、使用していたことが発覚した。
	10歳代女性。モデル関係の仕事をしており、会社からGLP-1薬を渡されていた。投与後1日目、吐き気・嘔吐・腹痛のため救急外来を受診した。
	20歳代女性。腹部違和感が出現。痩身目的で美容皮膚科から処方された経口GLP-1薬を内服していた。

表18 GLP-1薬の適応外使用が原因とみられる健康被害（日経メディカルオンラインの調査結果[*55]から一部抜粋）

される状況が生じていたことから、同年7月に厚生労働省も適正使用を呼びかけ、糖尿病治療を行う医療機関・薬局への優先的な供給を求める通知を発出しました。[*57]

その後も不適切な事例は続き、供給不足が続いていたことから、同年11月には厚生労働省から、「一部の医療機関において2型糖尿病患者以外（主に美容・痩身目的）の治療に使用されている実態」があることを改めて周知し、卸売業者などに対し「薬事承認範囲外の治療目的による使用であることが明らかな場合には納入をしない」よう呼びかける通知も出されました。[*58]

このように、GLP－1薬の不適切使用が再三警告され、問題視されていた中で、2023年の12月には東京大学医学部附属病院で、初期臨床研修医2人が病気でもないのにお互いに処方箋を発行し、GLP－1薬を入手していたこと、さらに処方箋発行の電子カルテの痕跡を削除したことも報道され、批判を集めました。[*59] また、同年12月にNHKが公表した調査によると、取材班がコンタクトした20の医療機関のうち3医療機関では血液検査が未実施であることやBMIが基準外であることを理由に処方しないという妥当な判断がとられた一方、17の医療機関では検査なしで処方すると判断し、うち10ヶ所では薬の使用後に体調不良が起きたときの対応については「専門医がいない」などとして対応は難しいと回答していたこと、さらにいくつかの医療機関では重大な副作用の説明がない、看護師の問診やチャットの情報のみで処方するようなところもあったと報道しています。[*60]

ＧＬＰ－１薬自体は２０２３年以前から糖尿病治療薬としては承認されており、肥満への効果があることも研究レベルでわかりつつあったことから、この２０２３年の騒動以前にも、２０１７年頃から糖尿病治療薬をダイエット目的で処方する不適切な事例は散発的に報告されていたようです。[*61]しかし、これだけ大々的に問題になることはありませんでした。「肥満症治療薬」という人々を惹きつける名称の製品として登場したことが一番の原因ではあると思いますが、前述の無責任な自由診療による処方や、初期臨床研修医の不正処方などをみるに、モラルの低下した医師が増えていると批判されても仕方のない状況だったかと思われます。

なお、ＧＬＰ－１薬が注目を集めたのは日本だけではありません。アメリカでも、薬剤のもつリスクや適切な使用法について十分に理解していない美容分野の形成外科医が、減量目的にＧＬＰ－１薬を適応外処方している実態が報告されています。[*62]ヨーロッパでも、美容目的の適応外使用が起こり、供給不足が起きている状況や、偽造品流通について、欧州医薬品庁（ＥＭＡ）が警告しています。[*63]

しかし、GLP－1ダイエット問題が及ぼす社会的な影響は、日本において特に大きなものがあると筆者は考えます。それは、若年女性のやせ・低体重をめぐる問題への影響です。

解決すべき課題としての若年女性の低体重

第1章において、日本人の健康を示す情報として、諸外国と比較して肥満が少ないことを紹介しました。例えば、OECDが公表している、人口のうちBMI25以上と測定された成人の割合を比較した2019年のデータをみると、先進国の中でも日本が特に肥満の人の割合が少ないことがわかります[*64]（**図19**）。

測定データの報告されている2017年〜2019年のOECD加盟国16か国の平均値が60％なので、日本の数値はその半分以下ということになります。海外では2人に1人以上が肥満になっている国も多くある中で、日本人は肥満の極端に少ない国であるといえます。日本において「太っている」と自覚している人の中にも、医学的な肥満の基準に達していないという方は珍しくありません。

そして、さらに問題なのは、日本では〝やせすぎ〟な若い女性が多いということです。

2019年の国民健康・栄養調査によれば20歳以上の女性のうち、11・5％は低体重（B

ＭＩ18・5未満）であり、特に20代では20・7％であったことがわかっています。美容分野ではＢＭＩ18未満を「シンデレラ体重」と呼んでいる場合もあるようですが、これは医学的には低体重、やせすぎの状態で、推奨されるべきではありません。

低体重ということは、すなわち本来摂取すべき栄養が不足している状況であり、低栄養状態であるともいえます。このような状況が続くと、月経不順・不妊、貧血、体力の低下、免疫状態の悪化、将来的な骨粗鬆症リスクの増加など、様々な悪影響が起こります。

特に若年女性特有の問題として、妊娠・出産への影響が挙げられます。

妊娠前にＢＭＩ18・5未満の低体重の女性の場合、早産児、低出生体重児などの出生リスクが上がることが知られています。特に、2022年に発表された日本の研究によると、妊娠前のＢＭＩが低いほど、これらのリスクがより高くなることが報告されていま

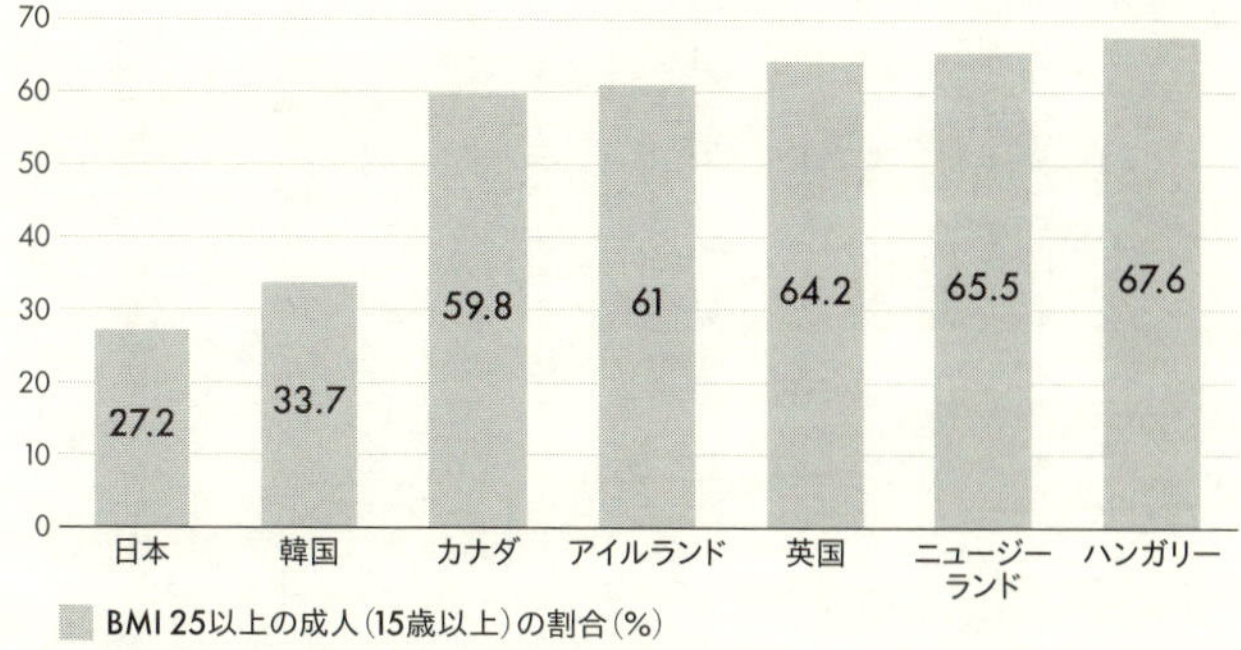

図19　測定された成人の過体重・肥満の割合、2019年

す。[*65] また、日本における低出生体重児の割合は1980年には5・2%だったのが、2019年には9・4%まで増加しており、先進国の中でも最も多い国の1つとなっています。[*66]

低体重出生児が必ずしも何らかの健康問題を抱えているわけではありませんが、昨今の研究では将来的な生活習慣病・心血管疾患のリスクが高くなることなどが指摘されていることから、公衆衛生学的な観点からは避けられるものは避けた方がよいと考えられていま す。そのため、日本産婦人科学会でも、低体重出生児の増加などの状況を踏まえ、2021年に妊婦の体重増加指導の目標値を3kg程度増やしています。[*66]

このように、日本において若年女性のやせが公衆衛生上の課題とされている中で、今般のGLP－1薬の不適切利用の広がりを目の当たりにした筆者は、失望と憤りを覚えました。そしてこの問題に関して発信すべきと考え、論考を投稿したところ、内分泌代謝分野のトップジャーナルであるThe Lancet Diabetes & Endocrinologyに掲載していただけました。[*67] なお、最初に投稿した際に、編集長のMarta Koch博士らより「GLP－1薬をめぐる問題については日本特有の話ではないが、若年女性のやせが生じている文脈については日本固有の問題として取り上げる価値がある」とコメントをいただき、その点を追記して投稿し直したことで掲載を受理していただけました。

日本の若い女性が強いやせ願望をもつ背景については様々な要因があるとされています。

筆者が論考を書いた際に先行研究を調査・整理したところ、

- 欧米諸国と比較して社会の主流な価値観（例えば「やせている方がいい」など）に適合することがより求められる文化的背景があること
- それによって肥満が〝自己責任（≒自己管理の不足）〟として捉えられがちであること
- 「ボディ・ポジティブ」（〝ありのままの自分の体を受け入れよう〟という考え）のようなムーブメントが普及していないこと
- あらゆるメディアが細い女性やダイエットにばかり焦点を当てていること
- ダイエットのために美容医療などのリスクのあるアプローチをとることへの障壁が低い

など、文化的背景に起因するとする研究が多くありました。[*67]

最近でも、２０２４年12月には、タレントの渡辺直美さんが、ＢＢＣ「１００人の女性」に選出されましたが、その選出理由として、ボディ・ポジティブ・ムーブメントの先頭に立って「日本における容姿に対する固定観念を変えていっている」ことなどが挙げられていましたが[68]、世界的にみても日本の「やせている人が美しい」という風潮は、かなり強いものだとみられているようです。

また、こうした文化的背景から、日本の若年女性が強すぎるやせ願望をいだくようになった結果、現実とのギャップに苦しみ、摂食障害に至るなど、メンタルヘルスにも悪影響を及ぼしているとする指摘もありました。摂食障害は、極端な食事制限により著しいやせを示す「神経性やせ症（Anorexia Nervosa)」や、むちゃ喰いと体重増加を防ぐための代償行動（嘔吐や下剤乱用など）を繰り返す「神経性過食症（Bulimia Nervosa)」などの分類があり、近年日本でも増加していると報告されていますが、精神科医の中でも摂食障害を専門とする医師が不足していることから適切な治療を受けられていない方々が多いことも問題になっています。

このように、女性に過度なやせ願望を抱かせる日本社会は、結果として様々な悪影響を及ぼしているといえます。昨今では、女性の肥満ではなく、むしろ低体重・やせすぎが医学上の課題となっているのです。

そしてこれは、やせようとする若い女性たち自身だけの問題ではなく、若い女性にやせることを促す文化的圧力によるものであることを考えると、若い女性以外の人々もこの問題について真剣に向き合わなければならないと思います。

　こうした若い女性のやせすぎが問題となっている中でのＧＬＰ－１薬の不適切使用は、使用した女性自身や将来生まれる子供たちの健康に直接的な影響を与えるばかりでなく、それらが一般化していくことで、社会全体における女性の過度なやせ願望を悪化させ、女性にやせることを求める文化的な圧力が増加する可能性があり、結果としてＧＬＰ－１薬を使用していない人にも悪影響を与える可能性があります。

　こうした現状から目を背け、健康な若年女性にＧＬＰ－１薬を適応外処方する自由診療は、健康を支援するための医療とは全く逆の行為であるといえます。自由診療を行う医師がみなこうではないと思いたいですが、自由診療の場合、このような医の道に反することを行う医療機関があるのも残念ながら事実です。この件のように医師がやっているから、医師が処方するから、といったことは自由診療の安全性の担保として十分でない場合があるので一般の方々は注意が必要です。そして、こうしたモラルに欠ける不適切な利用を繰り返す医療者に対しては、前述のような学会・製薬企業・政府などによる注意喚起のみでは抑止力として不十分であるといえます。

　今後、従来のＧＬＰ－１薬よりも強い肥満症治療薬が出てくることも予想されており、不適切利用が起こらないための規制・ルールの早急な整備を望みます。また、こうした不適切な医療を行う美容医療・自由診療が、合併症対応の責任も負わず、高い収益をあげられてしまう現行の規制も見直すべきではないかと考えます。この点については第5章で再度整理したいと思います。

参考文献

＊1　保阪正康、『医学部残酷物語』（中公新書ラクレ、２００１年）

＊2　大学入学者選抜の公正確保等に関する有識者会議、『大学入学者選抜の公正確保等に向けた方策について』（２０１９年５月31日）
https://www.mext.go.jp/component/a_menu/education/detail/__icsFiles/afieldfile/2019/05/31/1417495_001.pdf

＊3　エムステージ、『医師の65・0％が東京医科大学の女子一律減点に「理解できる」　当事者である医師の諦めの声を緊急調査』
https://mstage-group.jp/2018/08/08/202

＊4　松永正訓、『開業医の正体』（中公新書ラクレ、２０２４年）

＊5　Business Insider Japan『得点操作しなくても女子は減らせる——理系科目増やして世界に逆行する日本の医学部入試』
https://www.businessinsider.jp/post-177707

＊6　横山広美、『なぜ理系に女性が少ないのか』（幻冬舎新書、２０２２年）

＊7　Izumi, M., Nomura, K., et al. (2013). Gender role stereotype and poor working condition pose obstacles for female doctors to stay in full-time employment: alumnae survey from two private medical schools in Japan. *The Tohoku*

Journal of Experimental Medicine, 229 (3), 233-237.
＊8 Watari, T., Gupta, A., et al. (2024). Characteristics of Medical School Deans and University Hospital Directors in Japan. *JAMA Network Open, 7* (1), e2351526.
＊9 筒井冨美、『フリーランス女医は見た 医者の稼ぎ方』（光文社新書、２０１７年）
＊10 Matsumoto, K., Seto, K., et al. (2024). Increase in the number of female physicians and the geographical maldistribution of physicians in Japan. *Health Policy and Technology, 13* (2), 100843.
＊11 Royal College Physicians. 2009: Women and Medicine: the future. RCP.
＊12 渡部麻衣子、（２０２１）、「英国における「医療・医学の女性化」をめぐる議論と対策」、科学技術社会論研究、19、96－１０５
＊13 Chen, A., Sasso, A. L., & Richards, M. R. (2018). Graduating into a downturn: Are physicians recession proof?. *Health Economics, 27* (1), 223-235.
＊14 Takaku, R. (2020). How is increased selectivity of medical school admissions associated with physicians' career choice? A Japanese experience. Human Resources for Health, 18, 38.
＊15 石原賢一、（２０１５）「I．医学部入試の変遷と今後の方向」、日本内科学会雑誌、１０４（12）、２４９０－２４９７
＊16 河合塾 Kei-Net、『入試難易予想ランキング表』
https://www.keinet.ne.jp/university/ranking/
＊17 三田紀房、『Dr.Eggs ドクターエッグス１』（集英社、２０２２年）
＊18 ドラゴン桜（三田紀房）公式 note、『三田紀房は『ドラゴン桜２』の次になぜ医学部生の日常を丁寧に描いたマンガ

『Dr.Eggs ドクターエッグス』を描いたのか』
https://note.com/mitamorifusa/n/nb37d6e12774c

＊19 文部科学省、『今後の医学部入学定員の在り方等に関する検討会（第6回）議事録』
https://www.mext.go.jp/b_menu/shingi/chousa/koutou/043/gijiroku/1309818.htm

＊20 東洋経済 ONLINE、『「入社が難しい有名企業ランキング」トップ200社』
https://toyokeizai.net/articles/-/650168

＊21 みんかぶ、『なぜ東大医学部生は医師にならずに、マッキンゼー、ゴールドマンサックスにいくのか…「それでも医者になる人が選ぶ3つのエリート研修先」』
https://mag.minkabu.jp/life-others/26421/?membership=1

＊22 今井浩三、『参考資料1 今井委員配布資料　後半』
https://www.mext.go.jp/b_menu/shingi/chousa/koutou/043/siryo/__icsFiles/afieldfile/2011/08/02/1307378_5.pdf

＊23 松浦志保、冨岡慎一、松田晋哉、（2021）、「医師の偏在は子供の教育環境の影響を受けるのか？　高等学校の偏差値が医師の地理的分布に及ぼす影響」、*Journal of UOEH*, *43*（3）, 367-376.

＊24 厚生労働省、『医師偏在是正対策について（医師養成過程に係る事項）』
https://www.mhlw.go.jp/content/10803000/001350280.pdf

＊25 Suzuki, Y., Tsunekawa, K., Takeda, Y., Cleland, J., & Saiki, T.（2023）. Impact of medical students' socioeconomic backgrounds on medical school application, admission and migration in Japan: a web-based survey. *BMJ open*, *13*（9）, e073559.

*26 ABEMA Prime、『「結婚したくても離れられない」「体調が回復するまで待ってもらえないか」研修医たちが苦しむ奨学制度〝地域枠〟』
https://times.abema.tv/articles/-/10028766?page=1

*27 冨木裕一、鈴木勉、清水俊明、小林弘幸、金子和夫、小池道明、檀原高、（2011）、「研修医が進路を決める時期――初期研修修了時のアンケート調査から」、順天堂医学、57（6）、638-643

*28 藤本眞一、（2013）「新臨床研修制度と進路決定：本学在学生と卒業生へのアンケート調査から」、Journal of Nara Medical Association, 64(5-6), 95-99.

*29 一般社団法人 全国医学部長病院長会議、『令和5年度地域枠入学制度と地域医療支援センターの実情に関する調査報告』
https://www.mext.go.jp/content/20230617-mxt_igaku-100001063_1.pdf

*30 上昌広、『厚生労働省の大罪』（中公新書ラクレ、2023年）

*31 朝日新聞、『「年内入試」での入学生が初の5割超え　今春の大学入試』
https://www.asahi.com/articles/ASRCY5QYBRCYUTIL01V.html

*32 Kinoshita, S., Wang, S., & Kishimoto, T. (2024). Uneven Distribution of Physicians by Specialty in East Asia. *Journal of Korean Medical Science, 39* (12).

*33 渡邉雄一、（2024）、「専攻医たちはなぜ職場を去ったのか？　――医大定員の増員計画にみる韓国医療の問題」、IDEスクエア－世界を見る眼、1-7

*34 Newsweek、『「患者の命より自分の利益…」揺れる韓国医療、研修医ストライキが招いた悲劇の実態』

https://www.newsweekjapan.jp/stories/world/2024/11/523202_2.php
*35 日本経済新聞、『韓国の戒厳司令部の布告令全文』
https://www.nikkei.com/article/DGXZQOGM03DOD0T01C24A2000000/
*36 Jun-hee, P. S. Korea to increase med students by 2, 000 despite doctors' threat to strike.The Korea Herald, Feb 6, 2024.
https://www.koreaherald.com/view.php?ud=20240206000642
*37 中央日報、『【コラム】最上位学生の大半が医師になる国は未来がない＝韓国（1）』
https://japanese.joins.com/JArticle/320733
*38 渋谷健司、「医療ツーリズムによる地域経済の再生 〜高付加価値・高収益構造への転換〜」
https://www.rieti.go.jp/jp/events/bbl/24022101_shibuya.pdf
*39 国立国会図書館「第２０４回国会　参議院　厚生労働委員会　第11号　令和3年4月22日」
https://kokkai.ndl.go.jp/simple/txt/120414260X01120210422/243
*40 奥真也、『未来の医療年表』（講談社新書、２０２０）
*41 榎木英介、『医者ムラの真実』（ディスカバリー新書、２０１３）
*42 Ryo スタンフォード×ハーバード留学、「スタンフォード教育大学院から日本の教育はどのように見られているか
—今後の課題と合わせて—」
https://note.com/ryo_719/n/n364a15818e3e
*43 ISAPS. ISAPS INTERNATIONAL SURVEY ON AESTHETIC/COSMETIC PROCEDURES performed in 2023

https://www.isaps.org/media/rxnfqibn/isaps-global-survey_2023.pdf
*44 厚生労働省、『資料1　美容医療に関する現状について』
https://www.mhlw.go.jp/content/10803000/001363278.pdf
*45 日本美容外科学会ＪＳＡＰＳ、『美容医療に関する問題事例や課題解決に向けた取組等について』
https://www.mhlw.go.jp/content/10803000/001317989.pdf
*46 鎌倉達郎、『美容医療に関する問題事例や課題解決に向けた取組等について』
https://www.mhlw.go.jp/content/10803000/001317990.pdf
*47 m3.com、『美容医療と保険診療：医師のキャリア選択を考える』
https://www.m3.com/news/iryoishin/1229631
*48 日本医師会総合政策研究機構、『ドイツ－3－1 応接録：連邦保険医協会』
https://www.jmari.med.or.jp/wp-content/uploads/2024/05/ドイツ_3-1_連邦保険医協会_応接録_0507.pdf
*49 日本医師会総合政策研究機構、『フランス－8－1 応接録：フランス医師会』
https://www.jmari.med.or.jp/wp-content/uploads/2024/05/フランス_8-1_フランス医師会_応接録_0430.pdf
*50 m3.com、『美容医療、「医師がロボット」の現状危惧 ― 久次米秋人・共立美容外科理事長に聞く◆Vol.1』
https://www.m3.com/news/iryoishin/1227465
*51 日経メディカル、『今は楽して稼げる「直美」、将来的には〝埋没マシーン〟止まりか』
https://medical.nikkeibp.co.jp/leaf/mem/pub/report/202412/586633.html
*52 日本医学会連合、『専門医等人材育成に関わる要望書』

https://www.jmsf.or.jp/uploads/media/2024/06/20240617171454.pdf
*53 厚生労働省、『美容医療の適切な実施に関する検討会 報告書』
https://www.mhlw.go.jp/content/11201250/001337817.pdf
*54 毎日新聞、『研修後、美容医療の道　若手の「直美」規制へ　深刻化する医師の偏在』
https://mainichi.jp/articles/20241223/dde/041/040/010000c
*55 日経メディカル、『美容目的の〝GLP－1ダイエット〟健康被害の実態と対応』（2023年7月21日）
https://medical.nikkeibp.co.jp/all/weekly/images/20230721_weekly.pdf
*56 独立行政法人医薬品医療機器総合機構、『GLP－1受容体作動薬及びGIP／GLP－1受容体作動薬の適正使用に関するお知らせ』（2023年6月1日）
https://www.pmda.go.jp/files/000252781.pdf
*57 厚生労働省、『GLP－1受容体作動薬の在庫逼迫に伴う協力依頼』（2023年7月28日）
https://www.mhlw.go.jp/content/001126638.pdf
*58 厚生労働省、『GLP－1受容体作動薬の在庫逼迫に伴う協力依頼（その2）』（2023年11月9日）
https://www.mhlw.go.jp/content/001165743.pdf
*59 朝日新聞デジタル、『東大病院の研修医2人、病気装って糖尿病薬を入手　「やせ薬」と話題』
https://www.asahi.com/articles/ASRDG5WNNRCKUTIL03W.html
*60 NHK、『GLP－1ダイエット〝夢のやせ薬〟の落とし穴』
https://www3.nhk.or.jp/news/html/20231228/k10014301451000.html

*61 国民生活センター、『自宅で完結？ 手軽に痩せられる？ 痩身をうたうオンライン美容医療にご注意！ ―糖尿病治療薬を痩身目的で消費者に自己注射させるケースがみられます―』
https://www.kokusen.go.jp/news/data/n-20200903_1.html

*62 Han, S. H., Ockerman, K., et al. (2024). Practice Patterns and Perspectives of the Off-Label Use of GLP-1 Agonists for Cosmetic Weight Loss. *Aesthetic Surgery Journal, 44* (4), NP279-NP306.

*63 European Medicines Agency. EU actions to tackle shortages of GLP-1 receptor agonists. (2023)
https://www.ema.europa.eu/en/news/eu-actions-tackle-shortages-glp-1-receptor-agonists

*64 OECD. Overweight or obese population.
https://data.oecd.org/healthrisk/overweight-or-obese-population.htm

*65 Nakanishi, K., Saijo, Y., et al. (2022). Severity of low pre-pregnancy body mass index and perinatal outcomes: the Japan Environment and Children's Study. BMC Pregnancy and Childbirth, 22, 121.

*66 Beyond Health、『日本の「妊婦の厳しい体重管理」の基準が変わったワケ』（２０２１年５月25日）
https://project.nikkeibp.co.jp/behealth/atcl/feature/00037/052000004/?P=1

*67 Kinoshita, S., & Kishimoto, T. (2024). Anti-obesity drugs, eating disorders, and thinness among Japanese young women. *The Lancet Diabetes & Endocrinology, 12* (2), 90-92.

*68 ハフポスト、『渡辺直美さん、ＢＢＣ「１００人の女性」に選出。「容姿の固定観念を変えた」「男性中心的な日本のお笑い界の壁打ち破った」と評価』
https://www.huffingtonpost.jp/entry/story_jp_674e6504e4b0e6ca54e3da63

第3章

医療ＤＸの課題と展望

医療DXとは

昨今、社会のあらゆる領域でデジタルトランスフォーメーション（DX）が進められています。DXの定義はさまざまですが、デジタル技術を活用し、新たなサービスの提供や価値の創出を通して、ビジネスモデルや社会制度を変革することなどを指しています。

医療の世界でも、「医療DX」という言葉を聞く機会が増えてきており、特に2022年5月に自由民主党から「医療DX令和ビジョン2030」が出され[*1]、同年10月に内閣総理大臣を本部長として医療DX推進本部が設置された頃から、取り組みが活発化してきています。

他方でDXという言葉について、従来の「IT化」や「デジタル化」などと同一視している方も少なくありません。従来のIT化やデジタル化が目指していたものは、アナログ情報（紙の書類など）を電子化する「デジタイゼーション」、対面会議をオンラインにしたり電話をメールにしたりといったプロセスやサービスのデジタル化である「デジタライゼーション」が主でした。DXにおいては、デジタル化は〝前提〟であり、デジタル化によって得られた大量のデータを元に新しい知見を見出したり、デジタル化されたサービスに特化した新しいビジネスを創造したりするなど、さらにその先をいくことを目指しています。

医療の世界でいえば、紙のカルテを電子にするとか、電話予約をネットでできるようにする、というのが従来のIT化・デジタル化の話になります。医療DXは、電子カルテなどのデジタル化がなされた上で、さらにその先を目指すものとして、表に示したような内容を含む言葉として使われています（表19）。

この中で、特に政府は「医療DX令和ビジョン2030」の中で3本柱として掲げられている「全国医療情報プラットフォームの創設」、「電子カルテ情報の標準化」、「診療報酬改定DX」に力を入れて取り組んでいます。

なぜ、このような政策が推進されるようになったかというと、日本は医療DX以前に、医療のデジタル化が遅れていました。図20に諸外国の開業医・クリニックで電子カルテを利用している割合を示しましたが、2021年時点では日本は40%程度で、世界からみて圧倒的に少ない状況でした（図20）。電子カルテがないと

［政府が強く推進しているもの］
【全国医療情報プラットフォームの創設】
- 医療機関、介護施設、自治体などにバラバラに保存されていた情報の集約
- マイナンバーカードの健康保険証利用、オンラインで保険証資格の確認
- 予防接種歴、カルテ情報、アレルギー・過去の健診結果・処方歴などの共有
  →救急などの医療現場で迅速な情報共有、集められたデータの研究への利用

【電子カルテ情報の標準化】
- メーカー（ベンダー）ごとに異なっていた規格の統一
- 普及率向上のため国が診療所向けの標準型電子カルテを開発・提供
  →2030年には概ねすべての医療機関に電子カルテの導入を目指す

【診療報酬改定DX】
- 国が診療報酬等の計算システムを開発・提供
  →各病院におけるシステム改修の負荷軽減"

［その他］
【AIやアプリなどのデジタルヘルス活 用】
【オンライン診療、オンライン服薬指導】　など

表19　医療DXに含まれるもの

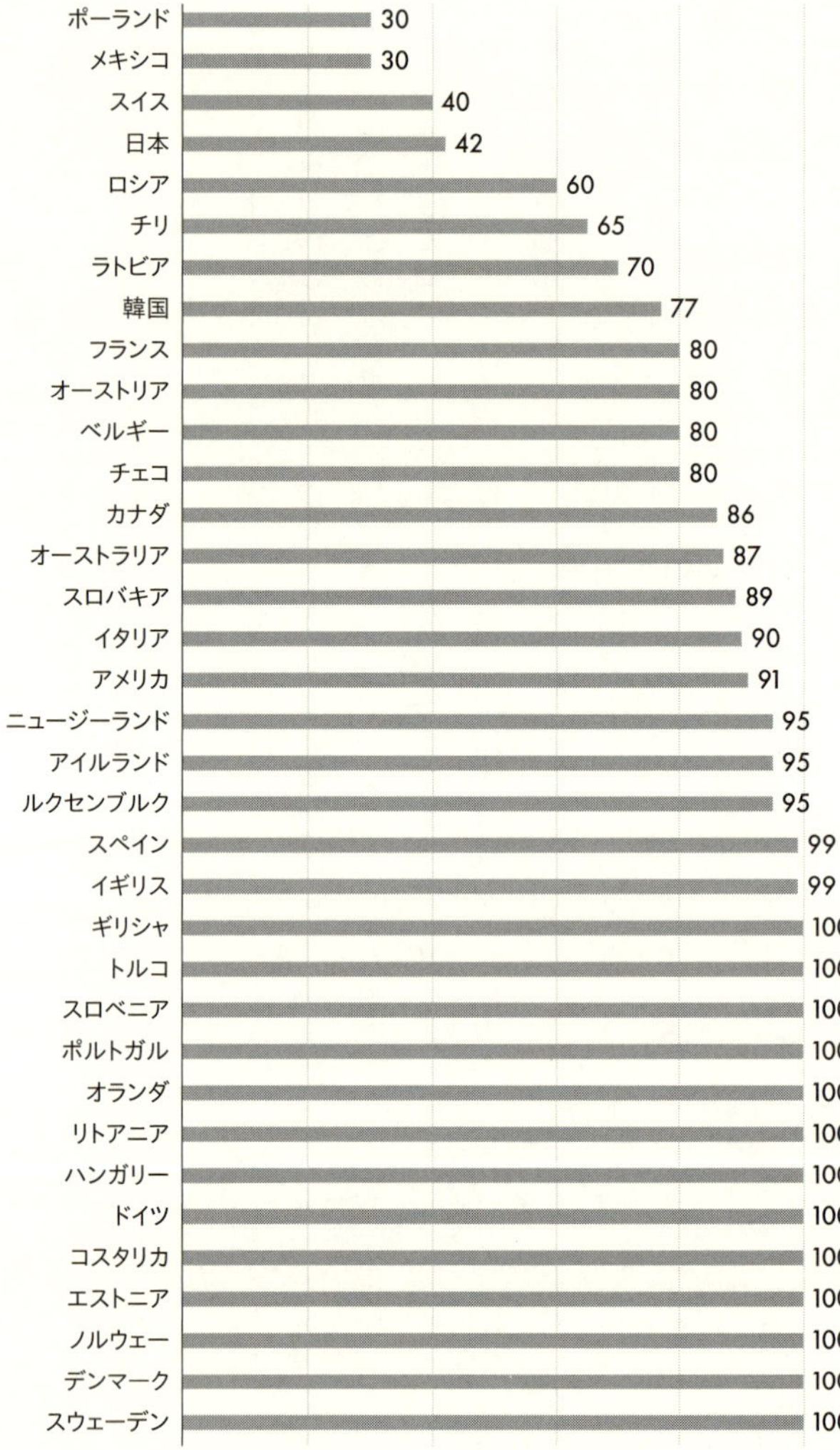

図20　プライマリケア（≒開業医・クリニック）で電子カルテを利用している割合（2021）
※OECD Health Statistics 2023より

いうことは、紙でカルテの記録を行っているということであり、データとして編集・共有・解析などができない状況でした。

日本のクリニックで電子カルテの導入が進まなかった原因はさまざまなことが指摘されていますが、一つにはクリニックに勤務している方は高齢の医師が多いことです。厚生労働省の調査によれば、クリニックに勤務する医師の平均年齢は過去10年で上昇傾向であり、2022年度では60・4歳でした。[*2] そのため、医師が電子機器に不慣れで、紙の方が早くできるから、ITには不安があるから、という理由で導入しないとしている医療機関が多数あるとされています。[*3] また、導入のための費用負担も、導入しない理由として多く挙げられています。日本では、電子カルテは多数のメーカーがそれぞれ独自の電子カルテを構築・提供していますが、一回買ったら終わりではなく、診療報酬や医療制度の変化に応じて電子カルテの内容を定期的にアップデートしていく必要があり、各メーカーに定期的に支払いが生じることから、運用コスト（ランニングコスト）が一定程度かかってしまうということがあります。結果として上の世代の医師たちの間では、費用もかかるし、紙の方が早いのに、なぜ電子カルテを導入しなければならないのか、と電子カルテそのものに懐疑的な見方をしていた先生方もいたようです。[*4]

このように、日本では電子カルテの普及が進まなかったことから、医療情報の電子化が進んでいませんでした。こうした紙文化は医療に限らず、自治体や保健所などでも残っており、結果として医療情報の共有・連携も進んできませんでした。こうした結果、新型コロナウイルスのパンデミック時においては、医療機関同士や自治体などとの情報連携がうまくいかず、医療機関から保健所への感染者報告も〝手書き〟の報告書をFAXで提出する方法で行われていたとのことで現場の手間がかかったほか、カウントミスなどの混乱も生じ、大きな批判を集めました。アメリカなどでは電子カルテに入力した診断情報をもとに、自動的にデータが吸い上げられて感染者を登録・集計するシステムが構築されていた事例もあったとのことで、日本の医療情報の電子化・連携の遅れが浮き彫りとなりました。[*5]

こうしたコロナ禍の反省なども踏まえ、日本の遅れを改善し、より良質な医療やケアの提供を目的として、医療DXを推進する機運が醸成されてきました。他方で、こうしたIT化・デジタル化の話につきものの批判として、高齢者など電子機器に不慣れな世代にとって優しくない、というものがあります。確かに、そのようなデメリットもあるのですが、現状のように情報がアナログのまま適切に共有されないことによる不利益も無視できません。例えば、救命医療の現場において、意識不明の状態で運ばれてくる患者の手術歴・処方歴・アレルギーなどの情報がわからず困るケースは多数あります。過去に手術で何らかの金属を体に入れている場合、磁気を用いるMRI検査をやると命に関わることがありますし、入院前に飲んでいた薬と併用（≒飲み合わせ）できない薬を投与してしまうと副作用などの健康被害が生じます。家族が一緒に救急車で来るなどして本人の状況を教えてくれればこうした問題は回避できますが、未婚化などの影響で若年者も高齢者も独居（単独世帯）の割合が増えており、2020年の国勢調査でも単独世帯は一般世帯の38・1％で、長らく増加傾向が続いています。[*6] こうした方々において、本人の健康・医療の状況を本人以外知らない、ということは珍しくなく、また常に医療・健康に関する情報が全てわかるものを持ち歩いているケースは稀です。こうしたケースで、いざという時に最善の医療・ケアを届けるためには、医療情報連携を進めることは有用であると考えます。また、パンデミック時のような有事の際に医療情報連携で迅速な情報収集を行うことができれば、適切な政策の実施に繋がり、感染者以外の国民全体が利益を受けることができます。

電子機器が不慣れな方々への配慮は当然必要ですし、サポートや支援とセットで実装を行っていくべきですが、医療・ケアの質の向上や公衆衛生の改善など、医療DXをすすめることは電子機器が不慣れな方々にとっても利益のある話であり、進めないことで社会全体に不利益が生じる可能性もあることなど、きちんと説明し理解を得ながら進めていくべきだと考えます。

マイナンバー保険証をめぐる議論

医療DX分野で一番議論を読んでいるのがマイナンバーカードと健康保険証の一体化（マイナ保険証）です。マイナンバーカードやカードリーダーについてたびたびトラブルが報告されていることや、紙の保険証を廃止するということについて医師の中でも反対する人が出るなど、多くの反発を招きました。

まず筆者の立場を明らかにすると、筆者はマイナンバーで医療情報の連携を進めることに賛成しています。理由は後ほど説明しますが、医療現場におけるメリットが大きいからです。この節を書くにあたって、マイナ保険証に反対されている方々の主張にも数多く目を通しましたが、このメリットの部分がきちんと理解されていない、実際にどの程度医療現場で役に立つことになるのかという実例がみえていない、という印象を持ちました。他方で、使い慣れた紙の保険証が使えなくなる、ということで抵抗感を覚える人たちがいるのは理解できますし、マイナンバーカードやカードリーダー自体のトラブルに不安や怒りを覚える方々の気持ちには同じ国民として共感しています。筆者からはマイナ保険証の見えにくいメリットについて主に説明したいと思います。

まず、マイナ保険証に関して切り分けて考えるべきは、「マイナ保険証導入までの政治的・政策的プロセスについての批判」、「マイナンバーカードやカードリーダーなどの技術的な問題についての批判」、「マイナンバーと保険証を結びつけるメリットが低いという批判」は全く別の論点であり、一緒くたに議論することはできないと考えます。

「政治的・政策的プロセスが早すぎる」、「国民への説明が不足している」、という批判については個人的にも「確かに」と思うところもあります。しかし、前述の電子カルテの導入率の低さのように、日本の医療現場のデジタル技術導入は世界から驚くほど遅れています。そしてパンデミックでその弱さが露呈し、各所に大変な負担をもたらしました。次にこういうことが起こる前に早く進めなければいけない、という考えに立つのであれば、多少強引にでも進めていかないと、いつまでたっても状況が変わらないということも予想できます。変化にさらされる、境目の時期の世代には非常に負担がかかるのは確かですが、後述するメリットのことを考えると、これからの世代、将来の日本にとって必要なこととして、どこかの世代が頑張って乗り越える必要がある、と考えます。

「マイナンバーカードやカードリーダーなどの技術的なトラブルが多すぎる」という批判については、筆者も残念だと思っていますし、一国民として心配している部分もあります。しかし、コロナ禍の接触確認アプリCOCOAの不具合、医療分野における「デジタル敗戦」を経験してきたところからすると、現代ではこうした複雑なシステムを100％トラブルなく構築・整備するのは無理なのだろうという諦めもあります。いやトラブルが起こるのでは困る、という意見はもっともなのですが、海外でもこうしたシステムのトラブルや紐付けミスは起きており[★7]、技術的には避けられないことです。ミスをなくそうとするのであれば、ミスがないか何重にもチェックするとか、導入開始時期までに余裕を持って作りテスト期間をしっかり設けるとかするということになりますが、それには莫大なお金や人手が必要になりますが、日本にはそうした予算や人手が不足しています。なので、ミスが見つかれば、都度謝罪や補償をしっかり行い、対応していく、というのが現実的だと思います。諸外国もそのようにして、ミスを乗り越えながら、その先のメリットのために制度を進めてきていますし、ミス一つ許さないという態度で拒否していると、日本はどんどんデジタル後進国になっていくばかりです。

　マイナンバーによる医療情報連携のメリットは、過去の処方情報などがわかるようになることです。これまで、外来の場で、医師が、目の前の患者が今飲んでいる薬について知る方法は限られていました。お薬手帳が一番簡単な確認方法ですが、持参は義務ではないため、持っていない人も少なくありません。そして、持っていたとしても、きちんと最新のシールを貼っていないというケースもあります。筆者が経験した中では「薬局ごとにお薬手帳を分けている」というケースもあり、一つのお薬手帳しかみていなかったら危うく見落としが生じるところでした。

お薬手帳のあるなしに関わらず口頭で確認すればいいではないか、と思われる方もいらっしゃるかもしれませんが、高齢の患者様など、複数の診療科に通って何種類もお薬を飲んでいる方だと、名前を全部正確に言えない方は珍しくありません。「あのピンクのカプセルの〜」「緑のシートの〜」などと言われることもありますが、薬の色やシートの色はメーカーによって異なっており、どの薬局がどの会社のものを採用しているかなどは医者にはわからないため、そうした情報だけだと残念ながらこちらも把握することができません。結果としてA医療機関とB医療機関から同じような薬が出る「重複処方」が高齢者においてよく生じることが日本で長らく問題になってきました。このケースで2つの医療機関が近所で、同じ薬局に処方箋を渡しに行っていれば、薬局の方で気づいて止めてもらうことができます。しかし、2つの医療機関が遠く、従来は薬局も別々のところに行っていた場合、更新されたお薬手帳を持参していないと、医師も薬剤師も気づくことができませんでした。

また、高齢の方に限らず、自分が何の薬を飲んでいるかよくわかっていない、あるいは誤解している方も少なくありません。「血圧の薬だけ」と言っていた方の手持ちの薬を見せてもらったら高脂血症の薬もあるといったようなことはよくあります。「睡眠薬は飲んでいない」と言っていた方が内科で睡眠薬をもらっていたことが後から発覚し、そのことについて質問すると「あれは〝睡眠導入剤〟だから〝睡眠薬〟じゃないでしょう？」と返ってくるなど、処方の情報がみえないと困ることは結構あります（※「睡眠導入剤」は睡眠薬の一種です）。

その他、筆者は精神科医ですが、精神科の薬は、相性が合う薬を見つけるまで色々と試していく必要があり、過去にどの薬を飲んだことがあるのか、前の医療機関でどの薬の相性が合わなかったのかという情報も知りたい情報になるのですが、お薬手帳には最近の情報しか書いていないこともあり、本人が覚えていないと、昔のことはもうわからないということも多々あります。

医療情報連携で救われる人がいる

こうした処方の情報は、マイナ保険証では、レセプトの請求情報や、電子処方箋との連携によって記録され、閲覧できるようになります。導入当初はまだデータの蓄積がないため、メリットを感じられるのは導入から少し経ってからになりますが、前述のように、医療情報連携が何もなかった頃に比べれば情報が蓄積されていけばいくほど、メリットが大きくなっていくといえます。なお、電子処方箋はリアルタイムで最新のものがすぐ見られるようですが、レセプト情報で処方歴を見る場合は、閲覧できるようになるまで1ヶ月程度タイムラグがあるとされているため、常に最新の情報がリアルタイムでみられるわけではないようです。しかし、それでも前述のように、過去に何を飲んでいるか、先月までで何を飲んでいるか、が正確にわかるようになるだけでも、医師としては大変助かります。薬同士には、相互作用があるからA薬とB薬を同時に飲んではいけないという「併用禁忌」「併用注意」といった組み合わせが多数あります。医師や薬剤師は常にそうしたところに注意を払っているのですが、目の前の方が実際に何を飲んでいるかが正確にわからないと意味がなく、副作用や健康被害につながってしまう恐れがあります。こうした不利益を防止できるという点でもメリットは大きいと考えます。

その他、検査結果なども今後連携されるようになっていく見込みです。複数の診療科を受診している高齢者の方で、短期間に同じ項目を含む採血検査を繰り返して行ってしまうケースはよくあります。前回の採血検査結果を紙で持ってきてもらえれば解決できるのですが、忘れてしまっているケースや、検査を受けたことを伝えていないなどのケースで、結局2回目の検査を行うことになる、というケースもよくあります。こうした不要な検査を防ぐことができれば、本人の負担ももちろん軽減できますし、国全体の医療費の節約にもなります。

こうした医療情報連携はメリットが多いはずなのですが、マイナ保険証の議論の際に、これらのメリットについての議論が少ない、あるいはきちんと国民に伝わっていないのではないかというところが気になりました。２０２４年10月のマイナ保険証に関する新聞記事で次のような記載もありました。[*8]

長野県内の診療所で働く看護師は、来院した男性から「なぜ眼科や歯科にまで、オレが糖尿病だと教えなきゃいけないんだ」と怒鳴られた。

医師としてみれば、これはむしろ教えることによるメリットがとても大きいケースだと考えます。糖尿病の合併症で網膜《もうまく》症という目の病気が起こる可能性があるため、糖尿病であることを眼科に伝えれば網膜症を見落とさないように注意して検査の予定を入れてくれるかもしれません。また、糖尿病は進行すると傷の治りが悪くなる、感染症に弱くなるなどの問題もあるため、歯科もそのことを知っていれば傷の診察や薬の選択に対して慎重になるかもしれません。もちろん患者の同意を得て進めていくことが重要ではありますが、このように、診療科を超えて、医療の情報や薬の情報を共有するメリットがあるのだ、ということを、一般の方にもわかりやすく伝え、理解を得るようにしていくことが重要だと感じています。

加えて、精神科領域特有の課題として、日本では抗不安薬や睡眠薬の不適切な処方が多いという問題があります。医療情報の連携がなされてこなかったことにより、多数の医療機関を同時期に受診するドクターショッピングなどによってベンゾジアゼピンなどの依存性のある薬剤を大量に集めることが起こってしまっており、過量服薬による自傷や自殺未遂、「デートレイプドラッグ」として性犯罪に悪用されるといったことが問題となっていました。こうした睡眠薬・抗不安薬を目的としたドクターショッピングを防ぐ最も有効な対策は処方箋情報の共有ですが、地域が限定されていたり、対象となる医療機関に参加が義務付けられていなかったりすると、対策として不十分になると海外の研究で報告されています[★9]。

これまで日本でも地域医療情報連携ネットワークという形で、地域限定で、医療機関間で患者情報を共有する取り組みが行われてきました。しかし、これは一部地域・医療機関に限定されており、前述のような不適切処方の防止策としては不十分であったといえます。また、こうした不適切処方を防止していく上では、例外を作らないことが必要です。例えば、マイナンバーとの医療情報連携において、「今日は忘れたからマイナンバー連携はまた今度」といったような連携しない機会を許容してしまうと、現行のお薬手帳と同じで、正確な把握ができないツールとなってしまいます。そのため、マイナンバーカードを持参必須にする（≒連携しないという例外を作らない）という意味も込めて、健康保険証と一体化させたことは、こうした不適切処方を防止する対策として十分に期待できるものです。

筆者はこうした日本の不適切処方の現状と、対策としてのマイナ保険証の有効性についての論考を精神科領域のトップジャーナルであるLancet Psychiatryに掲載していただきました[★10]。編集長のJoan Marsh博士からは、日本において、医療情報連携が進んでいないこと、デートレイプドラッグなどの問題や不適切処方が防がれていないことについての驚きのコメントをもらい、対策としてのマイナ保険証の有用性につき同意いただきました。マイナ保険証が真価を発揮するまでは時間がかかるかもしれませんが、医療の質の向上や、不適切処方などの阻止という形で多くの人たちの健康・尊厳を守ることにつながると考えています。

オンライン診療はなぜ普及しないのか

オンライン診療もまた、医療DXの一環として注目されている技術の一つです。

オンライン診療とは、スマートフォンやタブレット、パソコンなどを使って、ビデオ通話を使って医師の診察や薬の処方を受ける診療のことです。「遠隔医療」と呼んだりもします。

もともと離島・へき地など、医師の診察をすぐに受けることが難しかった地域で、医療を受けられるようにと取り組みが始まり、徐々に一般の診療でも使われるようになりました。

オンライン診療はビデオ通話でお互いの顔をみて、会話しながらの診察になりますが、当然、直接触ったりする外科的な診察はできないため、使える疾患・診療科は限られます。しかし、通院が困難な患者が負担なく受診できるようになる、病院での待ち時間が不要になる、交通費が節約できるなど、特有のメリットも多くあります。これにより、会社や学校を休まず受診できることや、通院の負担が大きい高齢の方や障がいのある方なども家から受診できるなど、多くの方にとって医療へのアクセスが改善されることが期待できます。また、第1章でも紹介したように、日本では医師の地域偏在・診療科偏在が問題となっておりますが、近隣に専門医療機関がない方などでも、オンライン診療により遠方の医療機関を受診できることから、医師の偏在問題への対応策としても期待できます。実際、筆者がこれまで経験してきた中でも、近隣に専門医療機関がないなどの理由で、数時間かけて遠方の医療機関に通っていた方などが、オンライン診療で通院回数を減らせて大変助かっている事例などをみています。

さらに、精神科領域では、うつ病、不安症、強迫症、発達障害など、症状で家からの外出が困難になる方、公共交通機関の利用が難しい方、緊張や不安のため医療機関にいくことに抵抗が強い方々に、負担が少なく医療を提供できるなど、オンライン診療のメリットが大きくなるケースが数多くあります。また、他の診療科にはない特徴として、精神科では、誤解や偏見の恐れなどから、精神科を受診していること自体を人から見られたくない・知られたくないという患者側のニーズもあります。そうした方々も人目を気にせず受診できるという点で、オンライン診療へのニーズが高い診療科です。

その他、オンライン診療が期待されている領域として、臨床研究や治験での活用があります。臨床研究や治験では、拠点となる医療機関・大学が限られていることもあり、その近隣で参加者を探さなければいけないということで、参加者集めに苦労していたことがありました。また、全国的に患者数が少ない希少疾患などでは、患者が全国各地に点在しており、臨床研究・治験をどこで実施するかが難しいなどの問題もありました。こうしたケースにおいて、医師の診察などをオンライン診療で行うことで、医療機関・大学から遠方に住んでいる方でも臨床研究・治験に参加できるようにする取り組みが盛んになってきています。

このように良い点も多いオンライン診療ですが、日本ではなかなか普及してきませんでした。その理由として、「オンライン診療は対面診療と比較して得られる情報が少ないため、医療の質として対面診療よりも劣る」などの考えから、オンライン診療に対して懸念する声が一定程度あり、厚生労働省がオンライン診療の規制緩和に消極的であったことです。[*11] 実際、1997年に政府からオンライン診療について初めて認める方針が示された際には、「対面診療を原則」として、離島・へき地や特定の疾患のみで可能というかなり限定された形で始まっており、その後もなかなか規制緩和が進みませんでした。最も普及の障害となっていたのは、診療報酬におけるオンライン診療の評価・点数が対面診療と比べて非常に低かったことです。

第1章でも述べたように、日本は、OECDの中で見ると、患者の受診回数がとても多く、医師の数は平均よりも少なくなっています。これは、単純にみれば、医師一人当たりがみなければならない患者の数が他国よりも多いということです。実際、外来はどこも混み合っていて、″3分診療″のように、短時間でたくさんの患者をみていかなければ回りません。そのような構図のため、診療報酬上の評価も、たくさんの患者をみないと利益が出ないように患者一人あたりの単価が抑えられています。

そのような背景があることから、対面診療とオンライン診療で価格差があると、患者からすれば同じ治療を受けるのであっても、医療機関側からすればオンライン診療でやった方が収入が減ることになってしまうので、対面診療で診た方が経営上良い、という判断になります。この点については後ほどもう少し詳しく説明しますが、このように低い点数となっていたことから、医療機関側がオンライン診療導入を行うインセンティブがほとんどなく、2018年7月の時点で、保険でオンライン診療を実施できるようにしていた医療機関は、全国で病院65施設、診療所905施設しかなく、2018年6月に保険診療のオンライン診療は全国で65回しか行われておらず[*12]、この時期までは全くと言っていいほどオンライン診療は普及していなかったといえます。

他方、同時期の海外ではどうだったかというと、日本より進んでいる国も数多くありましたが、そこまで多く普及していたわけではなかったようです[*11]。また、韓国のようにオンライン診療は全く実施できないようにしている国もありました。韓国でなぜオンライン診療が認められていなかったのかというと、韓国最大の医師会が反対していたからです。韓国の医師会は開業医が中心であり、オンライン診療が普及することで、自分の医療機関が抱えている患者が他の医療機関に奪われることなどを恐れ、反対していたとされています[*13・14]。このような理由での反発は日本でもあった可能性があります[*15]。

しかし、海外では新型コロナウイルスのパンデミック時に、感染対策としてオンライン診療が注目され、急速に利用が拡大しました。例えば、精神科領域はオンライン診療と親和性が高く利用が多くされていたのですが、WHOが130か国を対象に行なった調査によると、精神科医療や精神保健サービスの中断を解決する方法として、70％の国で遠隔医療が導入・活用されていたことが報告されています。[*16] 個別の報告だと、イタリアのシエナでは精神科外来の90％以上をビデオ通話や電話などの遠隔での診療に切り替え、最も重症な患者のみ訪問診療で対応したと報告しています。[*17] また、カリフォルニア大学デービス校の精神科外来では、もともと外来の98％が対面診療で行っていたところ、パンデミックに合わせてほぼ全ての診療を遠隔に切り替え、医師も一部を在宅勤務にする体制に転換し、患者の満足度も概ね良好であったと報告しています。[*18]

このように海外ではパンデミックを契機にオンライン診療が急速に普及し、WHOがCOVID－19に係る緊急事態宣言を終了した2023年以降も、オンライン診療の利用・普及はパンデミック以前と比較して増えている国が多いとみられています。例えば、アメリカ精神医学会（APA）が2023年に会員を対象に行った調査によると、回答した1660名のうち94％の回答者が何らかの遠隔精神医療を提供しており、16％の回答者が物理的な診療所をもたずオンラインのみで患者を診察していると回答しています。[*19]

オンライン診療　——日本の常識は世界の非常識——

オンライン診療の普及は、政策・規制が障害となっており進まなかったことについて前節で説明しました。

では、オンライン診療に限らない一般論として、こうした個別の政策・規制を変えていくために、政府の外にいる我々は何ができるでしょうか。

最も単純な例は、政府の中の担当省庁に、政策・規制を変えてほしい、と説明しに行くことです。現場で生じている課題や、当事者が感じている政策・規制の問題点を伝え、担当者に理解・共感してもらい、政策・規制の変更を検討してもらう、というやり方です。政府の政策のうち、省令・通達など、担当省庁だけの判断で変えられるものであれば、これだけで問題が解決する場合もあります。しかし、政策・規制を変えることによって、他の団体から反発が起きることが容易に予想できる場合、政府側も、片方の意見だけに基づいて政策を変えるということはできません。

このように意見が割れるような問題の場合、政治家の判断が重要になります。現代のような政治主導の時代では、総理を中心とする政権、あるいは与党などが決めた方針や優先順位は、担当省庁の政策にも大きな影響を与えます。そのため、与党の有力政治家に、政策・規制の変更の必要性について訴えにいくことも一つの方法になります。これによって、政権内・与党内の判断がくだれば、担当省庁は動かざるを得なくなるからです。このように、政策・規制を変えてもらおうと、政治家・政府に働きかけることを「ロビイング」、「ロビー活動」などと呼びます。

しかし、このようなロビイングを行っても、政権・与党の意向を変えることが難しいテーマでは、政策・規制の変更は容易ではありません。野党側やマスコミに訴えかけ、政権・与党を揺さぶるという方法もなくはないのですが、大きなテーマでないと取り上げてもらいづらい上、政権・与党を批判する材料がない場合、攻め所が見つからず、難しくなってしまいます。

話を戻しますが、オンライン診療の場合は、こうしたロビイングによる政策・規制の変更が難しいテーマでした。

その理由の一つが、オンライン診療では診療報酬の変更が重要な論点になるのですが、診療報酬は、担当省庁である厚生労働省の判断だけでは変更が難しいからです。診療報酬の中身は、厚生労働省の諮問機関である「中央社会保険医療協議会」(中医協)という場で審議する必要があります。中医協は、厚生労働省が運営している会議ですが、主に「支払側」と「診療側」が議論し、議論が紛糾しまとまらない場合は公益委員が裁定する、という構成となっています（表20）。支払側と診療側では立場が真逆のため、実際に意見が割れることも珍しくなく、診療報酬の変更は容易でないということがあります。

さらに、一つ目の点とも関連しますが、オンライン診療に関しては、日本医師会が消極的だったということが政策・規制に影響してきました。[15] 日本医師会は日本最大の医師会であり、中医協にも3名の委員を出しています。そのため、診療報酬における議論においては、日本医師会の意向はかなり重要になります。

また、日本医師会は、医師の利益団体として強い政治力をもっているとみられています。これは誹謗中傷とか陰謀論のような話ではなく、筆者が国家公務員試験受験の際に使った標準的な政治学の教科書などでは当然のこととして記載されています。[20] 実態としてどこまで個別の政策への影響力があるのか、昔と比較してどうなのか、などは様々議論があるところだと思いますが、いずれにせよ、医療政策一般の話と

【支払側】（7名）	【診療側】（7名）
• 全国健康保険協会	• 日本医師会（3名）
• 健康保険組合連合会	• 日本慢性期医療協会
• 日本労働組合総連合会	• 日本医療法人協会
• 患者代表	• 日本歯科医師会
• 日本経済団体連合会	• 日本薬剤師会
• 全日本海員組合	
• 自治体首長	
【公益委員】（6名） • 学識経験者（大学教授など）	

表20　中医協の構成（2025年1月時点）

して、政治力・発言力のある集団である日本医師会が反対する政策には、政権・与党・政府が慎重になるのは間違いないようです。そのため、日本医師会が消極的だったオンライン診療に関しても、与党や政府が積極的に推進を打ち出しづらい状況が続いてきたと考えられます。

以上のような理由から、「患者の利便性向上や医師偏在対策としてオンライン診療を進めるべきだ、そのためには普及の障害である診療報酬を改善すべきだ」と主張し、普通のロビイングをするだけでは、オンライン診療の政策・規制は変わる見込みがありませんでした。そうした状況が長年続いていた中で、前節で紹介したように、新型コロナウイルスのパンデミックが起き、感染対策としてオンライン診療が注目されたことでようやく大きな規制緩和が行われるに至りました。しかし、その規制緩和を踏まえても、なお診療報酬の価格の低さや、条件の厳しさなどがあり、現場としては使い勝手が悪く、大きな普及に繋がりませんでした。

パンデミック発生当初の2020年はワクチンもまだなく、医療従事者も自分たちが感染しないかという恐怖をもちながら業務にあたっていました。筆者は、オンライン診療が普通に使えれば、病院・クリニックの混み合った待合室や、狭い診察室など、感染のリスクが上がる場所に人が集まる状況を減らすことができるのに、ともどかしい思いをしたのを覚えています。そうした思いから、オンライン診療の政策・規制を動かすために、インパクトのある研究を世に出す、ということを目標に筆者は研究を行ってきました。

まず、最初に取り組んだことが、「オンライン診療が対面診療よりも低い価格」になっていることがそもそも妥当なのか、という点の検証です。

前節でも述べたようにオンライン診療には限界もあり、匂いなどの情報が得られないことや、検査や処置などができません。そのため、「対面診療でしか実施し得ない診療行為があること等を踏まえ、対面診療と同等の評価は行い得ず」[*21]といった中医協での議論のもと、診療報酬では対面診療よりも低い価格となっていました。

しかし、実際の診療現場においては、いわゆる〝3分診察〟のように、慢性疾患など長期に通院する患者の場合で、症状が安定している際に検査や処置を行わずに口頭の診察(問診)と処方のみで終了する外来診察は診療科を問わず多々あります。この3分診察の良し悪しは一旦置いておくとして、ここで行われている「問診と処方のみ」という医療行為は、オンラインで行った場合も対面で行った場合も、本質的な違いはないはずです。この点、外科系など、創部や患部を直接医師が確認したり触ったりしないとそもそも診察が成り立たない診療科の先生方とは意見が相容れないところかもしれませんが、たとえば筆者ら精神科の場合は、口頭の診察と処方のみという患者がむしろ大半ですので、対面でもオンラインでも医師がやる医療行為は変わらないということになります。

こうしたことから、対面診療よりもオンライン診療が低い価格になっていることは必ずしも適切とはいえないのではないかと考え、諸外国の規制動向を調べることにしました。筆者らはアメリカ、イギリス、イタリア、インド、エジプト、オーストラリア、カナダ、韓国、スペイン、台湾、中国、デンマーク、ドイツ、トルコ、日本、ブラジル、南アフリカの17の国と地域の精神科医たちと協力し、オンライン診療の規制について調査しました。結果、多くの国でパンデミックを通してオンライン診療を使いやすくする方向で規制緩和が行われており、2020年5月時点で、対面診療よりもオンライン診療の方が明確に低い価格となっていたのは日本だけだったということがわかりました[*22]（**表21**）。

この結果は、研究を実施した筆者たち日本人研究者たちにとっても衝撃でした。調査を始めた時は「海外では日本よりもオンライン診療が普及している国が多いから日本は少数派になるかもしれない」程度に考えていたのですが、蓋をあけてみたら、パンデミック後にオンライン診療が対面診療と比較して同等以上の価格になっていない国は日本と中国だ

	公的医療保険などの償還額が、オンライン診療と対面診療とで同等か、もしくはオンライン診療の方が高いか	
	2019年末時点	2020年5月時点
オーストラリア	Yes	Yes
ブラジル	Yes	Yes
カナダ（オンタリオ州）	Yes	Yes
中国	地域により異なる	地域により異なる
デンマーク	No	Yes
エジプト	Yes	Yes
ドイツ	No	Yes
インド	Yes	Yes
イタリア	Yes	Yes
日本	No	No
南アフリカ	Yes	Yes
韓国	–	Yes
スペイン（マドリード州）	Yes	Yes
台湾	Yes	Yes
トルコ	Yes	Yes
イギリス（イングランド）	Yes	Yes
アメリカ（ニューヨーク州）	Yes	Yes

表21　17の国と地域におけるオンライン診療と対面診療の価格の違い

けであり、日本の規制が圧倒的な少数派であったことが初めてわかりました。公的医療保険の価格以外にも、さまざまな規制項目において、日本は厳しい傾向にあることもわかりました。この研究結果は2020年11月にPsychological Medicine誌のオンライン版に掲載していただけました。

この研究結果は、ありがたいことに多数のメディアに取り上げていただきました。特に、2021年9月23日の日経新聞の一面で言及していただいた他、2022年の日本経済団体連合会（経団連）の提言「Society 5・0時代のヘルスケアⅢ」でも引用していただくなど、「日本は海外から遅れている」というメッセージとして広く伝わったと感じています。なお、この研究は医学研究全体の中ではかなりニッチなテーマのものではありますが、多数の国を対象とした研究であったこともあってか、世界中の研究者たちの論文に100回以上引用していただいております。

また、この研究の他、筆者も参加していた日本精神神経学会オンライン精神科医療検討作業班において、全国の医療機関にヒアリングを行い、オンライン診療の普及の一番の障害になっているのが診療報酬であることや、オンライン診療には対面診療にはない特有のメリット・好事例があることなどを改めて明らかにする調査も行い、2022年1月に日本精神神経学会が刊行する精神神経学雑誌に掲載されました。[*23]

このように、オンライン診療の診療報酬が対面診療よりも価格が低いのはグローバルスタンダードから外れていること、そしてそれが現場において普及の最大の障害になっていることなどを明らかにし、メディアにも多数取り上げていただいたことで、オンライン診療全体の規制緩和に向けた機運づくりに貢献できたと考えています。

精神科オンライン診療をめぐる攻防　――エビデンスで政策を変える

前節で述べたように、2020年から始まったパンデミックで規制緩和が行われたにもかかわらず、オンライン診療の普及が進まなかった日本の規制を変えるため、筆者らは研究や発信を続けてきました。そうした中で2022年に2年に1回の診療報酬改定が行われることとなり、オンライン診療の評価が改善されることが期待されていました。

2021年から2022年はワクチンが普及し始めたもののパンデミックは続いており、政府全体としてオンライン診療を普及させる方向の政策方針をとっていたため、2022年度の診療報酬改定では、オンライン診療全般について大きな前進がみられました。かなり専門家向けの話になるので詳細の説明は避けますが、概要としては、それまで厳しかった対象疾患や医療施設の条件が大きく緩和され、ほとんどの疾患で、対面診療と同じ診療報酬の項目が87％の点数で算定できるようになりました。これにより、オンラインで患者をみた場合、対面診療の87％の料金が医療機関側に入るということになりました。対面よりも若干低い診療報酬ではありますが、その他の多くの制限がなくなったことで、大半の診療科・疾患においてオンライン診療を実施する縛りがほとんどなくなりました。これはオンライン診療の規制緩和について長年運動されてきた先生方にとって大きな朗報でした。

他方で、筆者らにとってショックだったのは、このオンライン診療の大規模緩和において、診療報酬の重要部分で精神科・救急科は対象外とされたことです。細かい話ですが、パンデミック時の特例（2020年4月〜2023年7月）がある間は精神科オンライン診療と対面診療との差額は1患者あたり1830円（※30分未満の再診の場合）でした。つまり、同じ患者を診察する場合、対面とオンラインだと、医療機関側の労力は変わらないのに、対面の方が1830円も医療機関の収入が増えるということになります。このような差額が大きい状況では、患者の求めがあったとしても、売り上げが大幅に減るオンライン診療をやろうとする医療機関は少ないため、改善を求めてきた状況でした。しかし、2022年度診療報酬改定の条件下では状況が改善するどころか、コロナ特例がなくなり20

23年7月以降の精神科オンライン診療では、対面診療と比較して1患者あたり3300円（※30分未満の再診の場合）も医療機関側の収入が減ることになりした。このように対面診療との価格差があまりにも大きい状態が続く見込みとなってしまったことから、精神科領域でオンライン診療を導入しようという動きは進みませんでした。

前節でも述べたように、精神科は大半の診察が問診と処方のみで完結することから、オンライン診療と極めて親和性の高い領域です。海外ではオンライン診療が使われている診療科の中で精神科は長年上位に入っており、当時の時点で既に、国外における有効性・安全性についてのエビデンスも他の診療科よりも蓄積されていました。にもかかわらず、このような結果となってしまったため、筆者らは次の2024年度診療報酬改定に向けて再び研究・発信を行っていくことにしました。

2022年度の診療報酬改定で、精神科が対象外になった背景について、判然としない点も多かったのですが、一つに精神科は依存性のある薬などを取り扱うが、精神科オンライン診療の安全性・有効性が国内のエビデンスで確認されていない、という懸念の声があるようでした。先にも述べたように、当時すでに海外で精神科オンライン診療の安全性・有効性についての研究はたくさんあり、海外でも実践例は豊富でした。そして、人種や体格による違いを考慮すべき薬や治療法の研究などと違って、オンラインか対面かという医療の提供方法に海外と日本で本質的な違いはないにも関わらず、国内のエビデンスを新たに求めるというのは、日本の医療政策の慎重さを感じさせました。

こうしたことから、筆者らは改めて精神科オンライン診療のエビデンスについて整理するとともに、国内でのエビデンス構築のための臨床研究を行いました。

前者は、精神科オンライン診療に関して行われた世界中の研究を調べ、解析するシステマティックレビュー・メタアナリシスという研究です。詳細な説明は省略しますが、ざっくり説明すると、これはエビデンスレベルとして最上位に位置する研究方法で、すでにある多数のエビデンスを比較・統合し、その時点における最も確からしい結論を導くというものです。筆者らは世界中の研究から、精神科オンライン診療と対面診療とを比較した32本のランダム化比較試験（RCT）を抽出し解析した結果、さまざまな精神疾患を平均すると、精神科オンライン診療と対面診療で治療効果や、治療の継続率に差がないことを明らかにしました。すなわち精神科の様々な疾患において、オンライン診療で治療した場合も、対面診療で治療した場合も、治療効果には差がない、と研究上明らかになっているということになります。この研究は、2023年9月にBritish Journal of Psychiatry誌のオンライン版に掲載されました。[24]

そして、国内のエビデンス構築のため、大規模な臨床研究も行いました。この研究では、オンライン診療と対面診療とを比較するためのRCTとして、対面診療のみのグループと、オンライン診療を用いるグループの2つに、患者をランダムに割り当てて両者を比較しました。研究は11都道府県にわたる19の医療機関で行われ（表22）、67名の精神科医と199名の患者様が参加しました。うつ病・不安症・強迫症の外来患者を対象に、6ヶ月間、一般の精神科保険診療で行われている治療を提供し、治療効果や、治療継続率、満足度などを比較しました。なお、研究当時の規制・ガイドラインでは、オンライン診療のみで治療を開始・継続することは保険診療で認められていなかったため、オンライン診療を用いるグループでは、全診療の50％以上をオンライン診療とすることとしました。こちらも詳細な解析結果などは省略させていただきますが、結果として、対面診療のみのグループとオンライン診療を用いたグルー

【大学病院】
- 慶應義塾大学病院（東京都）　※代表研究機関
- 東北大学病院（宮城県）　※分担研究機関
- 横浜市立大学病院（神奈川県）　※分担研究機関
- 大阪医科薬科大学病院（大阪府）　※分担研究機関
- 京都府立医科大学病院（京都府）　※分担研究機関
- 国際医療福祉大学成田病院（千葉県）

【総合病院】
- 足利赤十字病院（栃木県）

【精神科病院】
- あさかホスピタル（福島県）
- 佐藤病院（山形県）
- 木村病院（千葉県）
- 沼津中央病院（静岡県）
- ねや川サナトリウム（大阪府）
- 高宮病院（宮崎県）

【精神科クリニック】
- 赤坂クリニック（東京都）
- 市ヶ谷ひもろぎクリニック（東京都）
- あまがいメンタルクリニック（神奈川県）
- 金沢文庫エールクリニック（神奈川県）
- 汐入メンタルクリニック（神奈川県）
- 大手町クリニック（静岡県）

表22　精神科オンライン診療の臨床研究に参加した医療機関

プを治療効果、治療継続率、満足度について統計的に差がない結果となりました。これは対面診療と比較して、これらの点でオンライン診療が劣る部分がなかったということになります。さらに、オンライン診療を用いたグループでは、当然ながら対面診療のみのグループと比較して通院時間が短く、通院費用も安価で済んだことも確認できました。「オンライン診療は対面診療と比較して得られる情報が少ないため、医療の質として対面診療よりも劣る」という日本人の常識を改めて覆す結果となりました。この研究は2023年12月15日にPsychiatry and Clinical Neurosciences誌のオンライン版に掲載され、[*25]ありがたいことに2023年12月16日のNHKの全国ニュースなど、非常に多くのメディアに取り上げていただきました。改めて、この研究にご参加いただいた患者様、ご協力いただいた医療従事者の皆様に感謝申し上げます。なお、この研究に参加した精神科医のうち、オンライン診療を実施した30名を対象にアンケートも行い、2022年度の診療報酬改定後も、診療報酬が普及の障害となっていることなどを確認したことを論文化し、2023年12月4日にJournal of Technology in Behavioral Science誌に掲載されました。[*26]

このように、診療報酬改定に向けて研究を実施しエビデンス構築につとめ、論文掲載もできましたが、正直なところタイミングとしてはギリギリでした。臨床研究は研究の企画、参加者のリクルート（研究参加への呼びかけ）、実施、結果整理・解析、論文化、学術雑誌への投稿・査読と、様々なプロセスがあるため、かなり時間がかかります。この臨床研究も、大規模な研究だったこともあり、研究費獲得まで遡って計算すると論文掲載にいたるまで3年かかっています。そして、診療報酬改定は、例年、実施の前年の年末頃までに中医協などで議論がなされます。そのため、２０２４年度診療報酬改定に間に合わせるためには、２０２３年の年末より前に結果を出す必要があったため、論文がもう少し遅く出ていたら間に合わなかったところでした。

筆者らの研究成果は、まず２０２３年11月20日に、政府の規制改革推進会議の健康・医療・介護ワーキング・グループ（ＷＧ）で取り上げていただきました。規制改革推進会議は内閣府に設置された審議会で、政府内の改善すべき規制などについて省庁横断的に議論する組織です。筆者は過去30年のオンライン診療の規制動向について調査した際に、政府の規制改革の文脈での後押しがオンライン診療の規制緩和において重要だったことを把握していたため、[*11]この会議に間に合う形でエビデンスが揃えられていたことに安堵したことを覚えています。この会議では、座長の佐藤主光先生（一橋大学教授）から「（精神科でのオンライン診療と対面診療について）エビデンスを見れば違いはない、患者からのニーズが高いことは意見集約できた。診療報酬もそれを反映させる必要があるのではないか」とコメントをいただくなど、会議全体として、厚生労働省側に診療報酬の改善の必要性について指摘していただく結果となりました。[*27]

その後、規制改革の文脈での後押しもあり、2024年度の診療報酬改定においてオンライン診療を推進する、という厚生労働省の方針が示され、2023年12月15日に中医協で精神科オンライン診療について議論がなされました。ここでの議論では、筆者らが11月20日の規制改革推進会議のWGで提出したメタアナリシスの資料を厚生労働省が参考資料として共有しました。しかし、日本医師会の松本委員からは「対面診療と同様の有効性を示す報告があると紹介されておりますが、精神疾患の種類によらず、対面診療とオンライン診療を組み合わせることで、適切な医療の質が担保できるのか、もう少しエビデンスをお示しいただけたらと思います。」といった発言があった他、日本医師会の長島委員からも精神科オンライン診療については慎重に判断すべしという意見が出されました。[*28] この日はまさに、筆者らの臨床研究が学術雑誌に掲載・公開された日でもあり、もしここで継続審議となっていなかったら、間に合っていなかったところでした。

12月22日の中医協にて再度、精神科オンライン診療について議題に上げていただき、厚生労働省から、筆者らの臨床研究の結果について資料提出いただいた他、その他の海外のエビデンスなどもご紹介いただきました。ここでの議論で強い反対意見が出なかったことで、精神科オンライン診療に関する診療報酬改定は前向きに評価される方向になったとみられます。

そして、２０２４年1月26日の中医協で、２０２４年度の診療報酬改定の個別項目の改定案が出揃いました。この中に精神科オンライン診療についての記載をみつけた時は、これまでの長い苦労が報われたと思ったのを覚えています。しかし、ほっとしたのも束の間、記載されていた内容をよく読んでみると、「2種類以上の抗うつ薬又は2種類以上の抗精神病薬を投与した場合」に算定不可、という記載となっており、驚きました。

少し込み入った話になりますが、精神科では多くの薬を併用する「ポリファーマシー」が問題となっており、副作用などのリスクの観点からできるだけ少ない薬剤が望ましい、とされ、対面診療の診療報酬でも「3種類以上の抗うつ薬又は3種類以上の抗精神病薬を投与した場合」に「半分の額に減額」されるという規定となっています。それを考えると、オンライン診療の場合「2種類以上」で「算定不可」とされたのは2つの点で対面診療よりも厳しく制限されていることになります。加えて、精神科領域では少ない薬剤が望ましいとされつつも、メインの治療薬について効果不十分や副作用などの理由により切り替える必要が生じた際には、前の薬と次の薬の2種類を一時的に併用しつつ徐々に切り替えていくことが一般的に行われています。そうしたこともあり、対面の診療報酬では「2種類まで」は問題なく認められているのですが、1月26日に示された案文では精神科オンライン診療だと「1種類まで」しか認められないということになり、普通の診療にもかなり制限が出ることが予想されました。この点については、特に中医協で指摘されていたわけでもなかったことから、なぜここまで厳しく設定されたのかは不明でした。

そのため、1月26日に改定案が示された後、この案文の問題点などにつき、すぐに関係各所に問い合わせを行いました。その後、中医協の動向を見守っていると、2月7日の資料では「3種類以上」に修正されておりました。ここ

2023年11月20日	【内閣府　規制改革推進会議　健康・医療・介護WG】 • 筆者らのメタアナリシス、研究成果（速報）共有 • 座長、委員から厚労省に対し診療報酬の改善について指摘
2023年11月29日	【厚生労働省　社会保障審議会医療保険部会】 • 令和６年度診療報酬改定の基本方針に「遠隔医療の推進」が記載
2023年12月15日	【厚生労働省　中医協総会】 • 厚労省提出資料として筆者らのメタアナリシスが紹介される • 委員から、さらなるエビデンスの追加を求められる
2023年12月22日	【厚生労働省　中医協総会】 • 厚労省提出資料として筆者らの臨床研究が紹介される
2024年1月26日	【厚生労働省　中医協総会】 • 診療報酬改定の個別項目の中に精神科オンライン診療が記載 • 「2種類以上の抗うつ薬又は2種類以上の抗精神病薬を投与した場合」は算定不可との記載あり→問い合わせ
2024年2月7日	【厚生労働省　中医協総会】 • 「3種類以上の抗うつ薬又は3種類以上の抗精神病薬を投与した場合」は算定不可との記載に修正されていることを確認

表23　2024年度診療報酬改定における、精神科オンライン診療をめぐる動向

でどのような議論が政府内で行われたのかはわかりませんが、我々の問題意識が共有され、反映されたことはよかったと考えております。

以上のような経過をへて、2024年度診療報酬改定で精神科オンライン診療が位置付け、評価されるようになりました（表23）。だいぶマニアックな話だったかもしれませんが、エビデンスが武器となり規制が動くという、現代医療における政策過程の一側面をご紹介できたのではないかと思います。

しかし、これまでの精神科オンライン診療に関する取り組みの中で、残念だった点としては、2020年に研究を始めてから2024年度診療報酬改定で位置づけられるまでに、4年もかかってしまったことです。この間に新型コロナウイルスのパンデミックの山は過ぎてしまい、一番オンライン診療を活用すべきだった点に普及の後押しをできませんでした。

日本の診療報酬・国民皆保険制度は、全国一律で、安く、質の高いサービスを提供しているということで評価されていますが、診療報酬が適用されるかどうかの審査・プロセスは厳しく、時間がかかる時もあります。海外でたくさん使用例があり、エビデンスが積み上がっていたオンライン診療であってもこれだけ時間がかかりました。これはもちろん、丁寧な合意のプロセスをとっており、安全性に最大限配慮をしているという見方もできるでしょう。他方で、海外で進んでいるイノベーションが日本に入ってくる際の障害ともみることができるかもしれません。

このオンライン診療をめぐる研究・発信の中で、印象に残っているエピソードがあります。先に紹介した筆者らのオンライン診療の臨床研究に関しては、複数の英語論文を発表しているのですが、その中の一つを投稿した時に、査読者から、次のようなコメントがありました。

「パンデミックの最中に、患者をランダムに（≒強制的に）対面診療のみのグループに割り当てることの倫理性に疑問を抱かざるを得ない。患者は不必要に危険にさらされることにならないだろうか？　オンライン診療を用いるグループに少なくとも1回の対面診療を義務づけることさえ、リスクがあるように思われる」

筆者らの研究は、オンライン診療と対面診療の効果を比較するため、オンライン診療を用いるグループと、対面診療のみのグループに患者を分け、6ヶ月間フォローする、という研究デザインでした。対面診療のみのグループに割り当てられた患者は、研究に参加している間、対面診療を拒否してオンライン診療を希望することができなくなります。そのことについて、海外の査読者は、「パンデミックの最中に、オンライン診療を受けさせないなんて（感染対策の観点で）リスクであり、非倫理的ではないのか？」と尋ねてきたのです。

もちろん、研究を途中でやめることは可能ですので、常に参加者の希望を確認しながら実施しており、もし不安や恐怖を感じる方、オンラインに切り替えたい方が出れば、そのように対応する予定でした。しかし、実際にはそのような参加者はいませんでした。その前提として、日本では規制の問題から当時は精神科オンライン診療をそもそもやっていない医療機関がほとんどであり、筆者らの研究でも、この研究に参加することで初めてオンライン診療を使ったという患者・医師が大半でした。日本はそのような対面が基本の状況だったので、この研究に参加することで、オンライン診療の機会が失われたということはない、ということを説明し、査読者には納得してもらいました。前節でも紹介したように、パンデミックの中では、精神科外来患者の9割以上、中には全てオンラインに切り替えたという事例も海外では多数報告されていましたので、パンデミックの最中でも対面診療が当たり前、という日本の前提が、海外からすると〝異様〟で〝理解不能〟なものと感じられたのかもしれません。このように、オンライン診療の普及が進まないことは、感染症対策の観点からも世界から遅れている、という見方がされかねません。今般のパンデミックの反省を踏まえ、次にパンデミックが生じた際には、医療機関が積極的にオンライン診療を使うようにするため、インセンティブ・規制の在り方を検討すべきだと考えます。

医療AIの現在、実装における課題

広い意味での医療DX、医療におけるデジタル技術の活用として期待されているのが人工知能（Artificial Intelligence：AI）技術の活用です。近年、ウェアラブルデバイスやスマートフォンなど、様々なデバイス・カメラを通して大量のデータが得られるようになっています。この大量のデータは人間の力で全て処理することは難しいですが、AIを活用すればそれらを短時間で解析し、人間ではわからない特徴や傾向をみつけることができます。そのため、医療分野でも、AIを活用して診断や治療の精度を上げていく研究が盛んに行われており、AIを用いた医療機器も世に出てきています。さらに、AIを活用して、医師の仕事を減らすことができれば、医師の働き方改革や、医師の偏在などの問題解決にも繋がることが期待できます。

こうしたことから、「医療でもAIをどんどん使って効率化すべきだ」という声も医療の外からよく聞かれます。しかし、医療現場ではAIの導入はなかなか進んでいません。なぜなのでしょうか。

医療で使われるＡＩは多岐にわたりますが、医師が使うものに限定して大別すると、カルテ作成などの業務効率化に使えるものと、患者の診断など医療的な判断に使うものの2種類に分けられます。

前者については、例えばカルテ作成や、入院中の経過などをまとめた資料であるサマリーの作成、他の機関への紹介状の作成などに生成ＡＩなどを活用することで、働き方改革、業務効率化などに繋げられることが期待できます。この分野でＡＩの活用が遅れていたのは、電子カルテなどを扱うパソコンがインターネットに接続されていないクローズドネットワークになっていることが多かったからです。なお、先に紹介したように、そもそも電子カルテが導入されていない医療機関も一定数あり、ＡＩを使う以前の段階でストップしている場合もありました。この分野では、ＮＥＣが2024年3月に国内で初めて生成ＡＩを搭載した電子カルテを販売するなど、徐々にＡＩ導入の動きが進みつつあります。また、近年では、クラウド型のカルテも増えており、インターネットに繋いだパソコンで電子カルテを使う医療機関も増えてきているので、そうした医療機関は業務効率化のためのＡＩの導入がしやすいと考えられます。

他方で、患者の診断など医療的な判断につかうＡＩについては、やや複雑です。

まず、患者の診断や治療などに使う機械は「医療機器」として法律で定義されます。そのため、カルテの入力補助など治療方針に全く寄与しないものを除けば、診断・治療の支援を行うAIはほとんどが医療機器に該当すると考えられています。こうした医療機器を、医療現場で使うためには、政府の担当部局から、医療機器として有効・安全であるかどうかの審査を受ける必要があります。

例えばアメリカでは食品医薬品局（Food and Drug Administration：FDA）が医療機器の審査を行いますが、2016年11月に、心臓の血管のMRI画像の解析支援を行うAIを初めてのAI医療機器として承認しています。日本では独立行政法人医薬品医療機器総合機構（Pharmaceuticals and Medical Devices Agency：PMDA）が医療機器の承認を行います。日本ではアメリカより遅れて、2018年12月に、サイバネットシステム株式会社の「EndoBRAIN」が初めてのAI医療機器として承認を受けています。

このPMDAの審査では、有効性・安全性が十分に研究などで確認されているか、といったことなどが評価項目となり、医療機器として販売して良いかどうかという基準で審査されます。当然のことではありますが、質の低いものを簡単に医療機器として承認してしまうと、医療現場における健康被害などに繋がる恐れもあるため、この審査のプロセスは慎重に行う必要があります。しかし、この審査を丁寧にやろうとすると、その分、承認までの時間がかかることになります。日本は以前より、AI医療機器の審査において時間がかかることが問題視されてきていました。2021年10月の時点で、日本のAI医療機器の承認件数は20件程度であった一方で、韓国40件以上、アメリカは100件以上と差がついていましたが、2024年の8月時点で、日本は40件程度、韓国は200件以上、アメリカは900件以上と、年々差が開いている状況です。[*29・30] このように、日本ではAI医療機器の承認件数が少ないことで、普及が進んでこなかった一面があります。

さらに、日本でAI医療機器の普及が進まない理由として、診療報酬の問題もあります。オンライン診療の話と同様の問題ですが、日本の医療現場では、診療報酬の点数が低い、診療報酬がとれないものについては普及が進みません。例えば、日本では2018年から2022年4月までで、**表24**に示したようなAI医療機器が承認されてきましたが、そのほとんどは診療報酬で独立した点数を獲得することができていませんでした。AI医療機器を導入したとしても、診療報酬上の点数が導入しなかった場合と変わらなければ、導入費用・ランニングコスト分は病院の持ち出しになってしまいます。導入により診断や治療の精度が向上するだけでなく、診療プロセスが効率化・変化し、医師の労働時間が改善す

承認獲得年月	販売名	製造販売承認を受けた者	品目の概要など
2018年12月	内視鏡画像診断支援ソフトウエア EndoBRAIN	サイバネットシステム株式会社	超拡大内視鏡から大腸病変の腫瘍／非腫瘍を判別支援
2019年9月	医用画像解析ソフトウエア EIRL aneurysm	エルピクセル株式会社	MRIによる頭部血管撮影画像から動脈の瘤状の変形に類似した候補点を検出支援
2019年12月	類似画像症例検索ソフトウエア FS- CM687型	富士フイルム株式会社	X線CT画像から診断画像(拝結節／びまん性疾患／肝臓腫瘤)の注目領域を解析し、使用施設のデータベースから類似した画像を検索支援
2020年4月	内視鏡画像診断支援ソフトウエア EndoBRAIN-UC	サイバネットシステム株式会社	超拡大内視鏡画像から潰瘍性大腸炎の炎症度合い(活動／寛解)を表示支援
2020年5月	肺結節検出プログラム FS-AI688型	富士フイルム株式会社	X線CT画像から肺結節様陰影候補の検出支援
2020年6月	COVID-19肺炎画像解析AIプログラム InferRead CT Pneumonia	株式会社CESデカルト	X線CT画像からCOVID-19肺炎に見られる画像所見の可能性を3段階の確信度で表示支援
2020年6月	AI-Radコンパニオン	シーメンスヘルスケア株式会社	X線CT画像から肺結節様陰影候補の検出支援
2020年6月	内視鏡画像診断支援プログラム EndoBRAIN-EYE	サイバネットシステム株式会社	内視鏡画像から大腸ポリープ病変の存在の検出支援
2020年6月	COVID-19肺炎画像解析プログラム Ali-M3	株式会社MICメディカル	X線CT画像からCOVID-19肺炎に見られる画像所見の可能性を3段階の確信度で表示支援
2020年7月	内視鏡画像診断支援ソフトウエア EndoBRAIN-Plus	サイバネットシステム株式会社	大腸病変の病理予測(非腫瘍／腺腫・粘膜内癌／浸潤癌)の支援
2020年8月	医用画像解析ソフトウェア EIRL X-Ray Lung nodule	エルピクセル株式会社	胸部X線画像から肺結節様陰影候補の検出支援
2020年9月	内視鏡検査支援プログラム EW10- EC02	富士フイルム株式会社	内視鏡画像から大腸ポリープ病変の検出と鑑別診断の補助支援
2020年11月	乳がん診断支援プログラム RN-デカルト	株式会社CESデカルト	乳房超音波画像から病変候補の検出支援
2020年11月	WISE VISION 内視鏡画像解析AI	日本電気株式会社	内視鏡画像から大腸ポリープ病変(隆起型のみ)の存在の検出支援
2021年5月	COVID-19肺炎画像解析プログラム FS-AI693型	富士フイルム株式会社	X線CT画像からCOVID-19肺炎に見られる画像所見の可能性を3段階の確信度で表示支援
2021年7月	胸部X線画像病変検出(CAD)プログラムLU-AI689型	富士フイルム株式会社	胸部X線画像から異常所見(結節、浸潤影、気胸)候補の検出支援
2021年9月	肋骨骨折検出プログラム FS-AI69 1型	富士フイルム株式会社	X線CT画像から肋骨骨折候補の検出支援
2021年10月	画像診断支援ソフトウェア KDSS-CXR-AI-101	コニカミノルタ株式会社	胸部X線画像から肺結節、肺腫瘤等の異常所見様陰影候補の検出支援
2021年12月	胸部X線肺炎検出エンジン DoctorN et JLK-CRP	株式会社ドクターネット	胸部X線画像から感染性肺炎に見られる画像所見の可能性を3段階の確信度で表示支援
2021年12月	HOPE LifeMark-CAD肺炎画像解析支援プログラム for COVID-19	富士通Japan株式会社	X線CT画像からCOVID-19肺炎に見られる画像所見の可能性を3段階の確信度で表示支援
2022年4月	nodoca(ノドカ)	アイリス株式会社	咽頭画像と診療情報から、インフルエンザウィルス感染症に特徴的な所見や症状等を検出することで、当該感染症を診断支援

表24　2022年4月までに日本で承認を受けたAI医療機器[*31]

る・患者の満足度が向上するなどすればコストを超えるメリットがあるかもしれませんが、これまで承認されてきた多くのＡＩ医療機器は、申請時にそこまでのエビデンスを示すことができず、診療報酬上の評価に至らなかったとみられます。

そうした中で、２０２２年４月に承認されたアイリス株式会社の「nodoca」は、診療報酬上で初めて独立した点数・評価を受けたＡＩ医療機器となりました。

nodocaは専用のカメラを使ってのど（咽頭《いんとう》）の写真をとり、数十秒程度でインフルエンザか判定することができるＡＩ医療機器です。従来の綿棒を使った鼻腔《びこう》・鼻咽頭《びいんとう》のインフルエンザ抗原検査は、患者側に痛みや不快感が生じることや、検査によってくしゃみが誘発されるため、検査者の飛沫《ひまつ》感染リスクがあるなどの、問題がありました。nodocaは患者側の痛みがない上、くしゃみを誘発することもなく、かつ判定結果が出るまでの時間も従来の検査より早いという点で、画期的とされました。

そのため、診療報酬においても、新機能・新技術（Ｃ２区分）という区

	薬事承認	保険適用
申請先	医薬品医療機器総合機構(PMDA)	厚生労働省
プロセス	有効性、安全性に関するデータ取得後に製造販売承認申請	薬事承認取得後に保険適用申請
審査の視点	●信頼性が裏付けられた申請資料についてリスク・ベネフィットのバランスにかかる評価 ●注意喚起が必要なリスクに対しては適正使用の対策も指示	●我が国の保健医療システムにおける有用性や公的医療保険の視点から見た経済性を審査 ●適正使用の観点から使用条件や施設基準の対策も実施
プログラム医療機器の評価について重視される点の例	●臨床的位置付け(ニーズ、使用者、解決すべき具体的課題) ●学習や検証に用いるデータセットの妥当性	●既存技術と比較して医療上の有用性が高いかどうか ●医師の働き方改革に資するかどうか

表25　薬事承認審査と保険適用審査の比較[*32]

分でＡＩ医療機器として初めて承認されました。

医療機器として承認されたのに、診療報酬で評価されないということが生じる理由としては、それぞれ別の審査プロセスとなっているからです（**表25**）。

医療機器として販売して良いかどうかの審査（薬事承認審査）はＰＭＤＡが担当ですが、診療報酬として評価すべきかどうかの審査（保険適用審査）の方は厚生労働省が担当となります。ＡＩ医療機器に限らず、他の医療機器でも同様ですが、診療報酬の方の審査では、日本の保健医療システムにおける有用性や公的医療保険の視点から見た経済性などが審査されるため、ＰＭＤＡの薬事承認審査とは別に、市場規模予測、医療経済上の有用性、外国価格などについての資料が必要になります。

ＡＩ医療機器に限らず、日本では、これまで医療機器の審査において、薬事承認が認められた対象患者・適応疾病に対し保険適用が認められる適応範囲が必ずしも一致しないケースや、薬事承認から保険適用までのタイムラグが2年ほど存在するケースなどもあり、薬事承認と保険適用の審査の連動性が低いことが指摘されています[*33]。

こうしたことから、医療機器として承認されても、保険適用がされず、普及につながらないというケースが多々見られています。

なお、保険適用について認められなかった場合に再度審査を要求することもできますが、その場合は企業から申請できず、関連する学会を通して要望する必要があります。そのため、関連する学会に働きかけを行う必要があるなど、新たな負担も生じます。

このように、医療機器としての承認と、保険適用の審査とで、プロセスや審査基準が異なっており時間もかかること、医療機器として承認されても、保険適用されておらず、普及につながっていないケースが多くあるということについて解説しました。

表24に示したように、これまで日本で承認されてきたＡＩ医療機器の多くは、Ｘ線、CT、内視鏡検査の精度向上など、補助的な役割のものが多く、〝人でもできること〟だったため、診療報酬での高い評価に繋がらなかったのかもしれません。しかし、これまで述べてきたような医師の働き方改革や医師の偏在などの問題を考えると、現場の業務効率化に資するものは、早い段階で普及させていかないと、医療需要が増加するこれからの時代に間に合わなくなる可能性があります。また、ＡＩ医療機器を開発しても普及しない、という前例が続くと、日本でＡＩ医療機器を作ろうとする企業・研究者が減り、イノベーションの停滞にもつながる恐れがあります。今後は、このような多面的な観点からＡＩ医療機器の価値について積極的に評価し、適切な普及に繋げていくべきでないかと考えます。

参考文献

＊1　自由民主党政務調査会『「医療DX令和ビジョン2030」の提言』
https://storage2.jimin.jp/pdf/news/policy/203565_1.pdf

＊2　厚生労働省、『統計表』
https://www.mhlw.go.jp/toukei/saikin/hw/ishi/22/dl/R04_toukeihyo.pdf

＊3　厚生労働省、『第1回標準型電子カルテ検討ワーキンググループ資料』
https://www.mhlw.go.jp/content/10808000/001178649.pdf

＊4　本田宏、『誰が日本の医療を殺すのか「医療崩壊」の知られざる真実』（洋泉社、2007年）

＊5　産経新聞、『今どきファクスって…コロナ集計にアナログの限界、大阪市1・2万人漏れ』
https://www.sankei.com/article/20220206-QEUIA7PF2BLINLSE7XMJVI2LEE/

＊6　総務省統計局、『令和2年国勢調査　人口等基本集計結果 結果の概要』
https://www.stat.go.jp/data/kokusei/2020/kekka/pdf/outline_01.pdf

＊7　NHK、『お役所にはもう行かない? 世界の〝マイナ〟事情』
https://www3.nhk.or.jp/news/special/international_news_navi/articles/feature/2023/10/03/34824.html

＊8　東京新聞、『マイナ保険証で「医療情報」が相手に伝わる…薬、健診、手術まで　不安を覚える患者をよそに提供内

容は次々増えて』
https://www.tokyo-np.co.jp/article/360919

＊9 Kruse, C. S., Kindred, B., Brar, S., Gutierrez, G., & Cormier, K. (2020, August). Health information technology and doctor shopping: a systematic review. Healthcare 8(3), 306.

＊10 Kinoshita, S., & Kishimoto, T. (2023). The use of a national identification system to prevent misuse of benzodiazepines and Z-drugs in Japan. The Lancet Psychiatry, 10 (10), e26.

＊11 木下翔太郎、(2021)、「COVID－19パンデミック前後における遠隔医療の普及と課題　政策の観点から」、情報通信政策研究、5 (1)、49－67

＊12 中央社会保険医療協議会、『平成30年度診療報酬改定後の算定状況等について』
https://www.mhlw.go.jp/content/12404000/000547022.pdf

＊13 Kim AY, Choi WS. Considerations on the Implementation of the Telemedicine System Encountered with Stakeholders' Resistance in COVID-19 Pandemic. Telemed J E Health. 2021; 27: 475-480.

＊14 Choi, W. S. Park, J. Choi J. Y. B. Yang, J. S. Stakeholders' resistance to telemedicine with focus on physicians: Utilizing the Delphi technique. Journal of telemedicine and Telecare 2019; 25:378-385.

＊15 Kinoshita, S., & Kishimoto, T. (2022). Current status and challenges of the dissemination of telemedicine in Japan after the start of the COVID-19 pandemic. Telemedicine and e-Health, 28 (8), 1220-1224.

＊16 World Health Organization. The impact of COVID-19 on mental, neurological and substance use services: results of a rapid assessment.

https://apps.who.int/iris/rest/bitstreams/1310579/retrieve

＊17 Fagiolini A, Cuomo A, Frank E. COVID-19 Diary From a Psychiatry Department in Italy. J Clin Psychiatry. 2020; 81 (3): 20com13357.

＊18 Yellowlees P, Nakagawa K, Pakyurek M, et al. Rapid Conversion of an Outpatient Psychiatric Clinic to a 100% Virtual Telepsychiatry Clinic in Response to COVID-19. Psychiatr Serv. 2020; 71 (7): 749-752.

＊19 Worthen, A., Torous, J., Khan, S., Hammes, N., & Rabinowitz, T. (2024). Telepsychiatry Current Practice and Implications for Future Trends: A 2023 American Psychiatric Association Member Survey. *Telemedicine and e-Health, 30* (11), 2662-2668.

＊20 久米郁男、川出良枝、古城佳子、田中愛治、真渕勝、『政治学 補訂版（New Liberal Arts Selection)』（有斐閣、２０１１年）

＊21 厚生労働省保険局、『オンライン診療等の診療報酬上の評価見直しについて』

https://www8.cao.go.jp/kisei-kaikaku/kisei/meeting/wg/2310_04medical/231120/medical01_02_06.pdf

＊22 Kinoshita, S., Cortright, K., et al. (2022). Changes in telepsychiatry regulations during the COVID-19 pandemic: 17 countries and regions' approaches to an evolving healthcare landscape. *Psychological medicine, 52* (13), 2606-2613.

＊23 木下翔太郎、成瀬浩史、et al.（２０２１)、「オンライン診療の適正な普及に関するヒアリング調査」、精神神経学雑誌、１２４、16－27

＊24 Hagi, K., Kurokawa, S., Takamiya, A., Fujikawa, M., Kinoshita, S., Iizuka, M., ... & Kishimoto, T. (2023). Telepsychiatry versus face-to-face treatment: systematic review and meta-analysis of randomised controlled trials. The British Journal of Psychiatry, 223 (3), 407-414.

*25 Kishimoto, T., Kinoshita, S., Kitazawa, M., Hishimoto, A., Asami, T., Suda, A., ... & J-PROTECT collaborators. (2024). Live two-way video versus face-to-face treatment for depression, anxiety, and obsessive-compulsive disorder: A 24-week randomized controlled trial. *Psychiatry and Clinical Neurosciences, 78* (4), 220-228.

*26 Kinoshita, S., Kitazawa, M., Abe, Y., Suda, A., Nakamae, T., Kanazawa, T., ... & Kishimoto, T. (2024). Psychiatrists' perspectives on advantages, disadvantages and challenging for promotion related to telemedicine: Japan's clinical experience during COVID-19 pandemic. *Journal of Technology in Behavioral Science, 9* (3), 532-541.

*27 規制改革チャンネル『【LIVE配信】第2回　規制改革推進会議 健康・医療・介護ワーキング・グループ』
https://www.youtube.com/live/n9lnVk83I3c

*28 厚生労働省、『2023年12月15日　中央社会保険医療協議会　総会　第573回議事録』
https://www.mhlw.go.jp/stf/shingi2/0000205879_00221.html

*29 日本経済新聞、『医療AI普及に規制の壁　診断支援、承認少なく』
https://www.nikkei.com/article/DGKKZO76969330V21C21A0EP0000/

*30 毎日新聞、『AI医療機器、普及進まず「保険点数が低すぎる」』
https://mAInichi.jp/articles/20241107/ddm/013/040/007000c

*31 独立行政法人医薬品医療機器総合機構、令和4年度第2回運営評議会資
https://www.pmda.go.jp/files/000249101.pdf

*32 岸本泰士郎、木下翔太郎、(2023)、「精神科臨床におけるAI活用の可能性と課題――薬物療法を含めて」、臨床精神薬理、26 (3)、235-244

＊33　松本亨、２０１９、「企業からみた人工臓器の保険戦略における課題と展望」、人工臓器、48：75－77

第4章

高齢化社会とこれからの医療

認知症の増加

高齢化をめぐる問題はさまざまなものがありますが、医療をめぐる問題の中の一つに認知症の問題があります。

認知症という疾患そのものや、診断、治療、予防などの医学的観点については紙幅の関係上、本書では詳細な説明は省略させていただきますが、ざっくりとまとめると、「何かしらの原因で記憶や判断力の低下など知能（認知機能）が徐々に低下し、生活に支障が出ている状態」のことを指します。つまり、一つの病名ではなく、ある「状態」を指す言葉であるため、「認知症」と一言に言っても、その原因となる疾患には様々な種類があります。

表26は、認知症をきたす疾患の分類です。このように、認知症は様々な疾患によって起こるものですが、いずれも記憶などの障害から生活に支障が出るという点では共通しているため、認知症として一括りにされています。

認知症の特徴として、多くの場合、治療が難しいことにあります。

	代表的な疾患	治療方針
神経変性疾患	アルツハイマー病、レビー小体型認知症、パーキンソン病など	完全な治療は不可能なため、進行を遅らせる、症状緩和など。
脳血管障害	脳梗塞、脳出血など	完全な治療は不可能なため、再度の梗塞や出血を防ぐための、血圧降下や糖尿病治療など。
その他	代謝内分泌疾患（甲状腺機能低下症、ビタミン欠乏症など）、感染症（脳炎、髄膜炎など）、正常圧水頭症、慢性硬膜下血腫、脳腫瘍、うつ病、薬物中毒など	疾患毎に異なる。 疾患によっては、治療により、認知症が改善する場合もある。

表26　**認知症をきたす疾患の分類**
※日本神経学会のガイドライン[*1]を参考に筆者作成

図21に日本の認知症の原因疾患の分類を示しました。

国内の認知症の原因として「アルツハイマー病」、「血管性認知症」、「レビー小体型認知症または認知症を伴うパーキンソン病」の3つで、9割以上を占めていることがわかります。このうち、血管性認知症以外の2つは、神経変性疾患と呼ばれるジャンルに含まれる認知症です。

神経変性疾患は、脳の神経細胞がゆっくりと死んでゆく病気です。この死んでしまった神経細胞は戻すことができないため、既に進んでしまった認知症は治療することができないのです。神経変性疾患による認知症については、その進行を遅らせる・認知機能を改善する薬が何種類か保険診療で使うことができますが、いずれも完全に認知症の進行を止めることは難しいとされています。そのため、アルツハイマー病などの神経変性疾患による認知症と診断された場合には、症状とうまく付き合いながら、進行を少しでも遅らせることが治療方針となります。

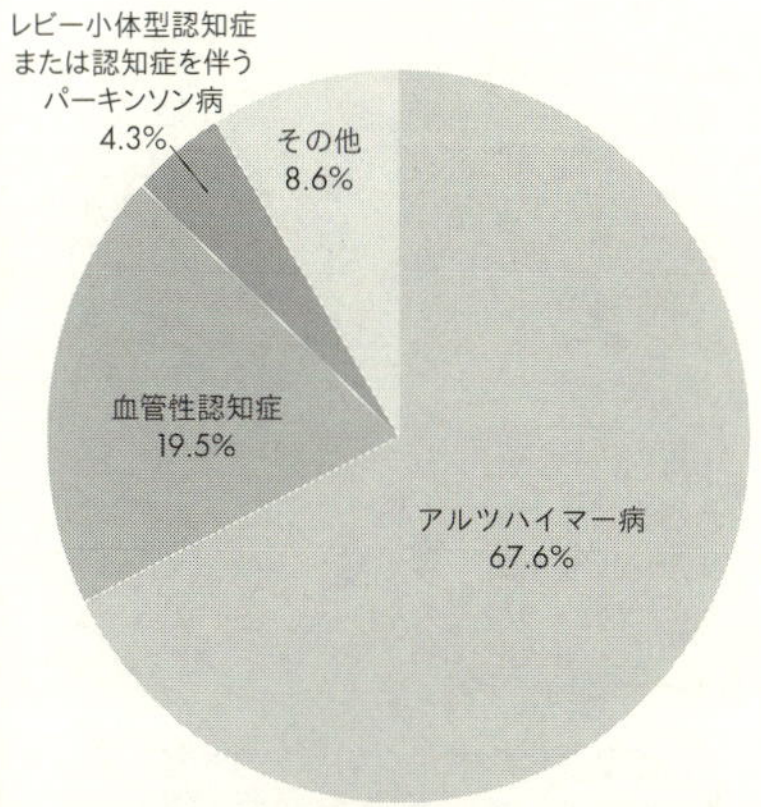

図21　認知症の原因疾患の割合
厚生労働省研究事業資料*2を元に筆者作成

脳血管障害とは、脳梗塞《こうそく》などが原因となります。脳梗塞は、脳血管が詰まり、そこから先の血流が途絶えることで、栄養をもらえなくなった脳の神経細胞が死んでしまう病気です。脳梗塞の部位や程度により認知症の症状が出現します。これも、死んでしまった神経細胞は戻せないため、この場合にも起きてしまった認知症を治す方法はありません。なお、こうした、脳血管障害が起きてしまった背景には、高血圧や糖尿病などがある場合が多くあります。これらが存在する限り、再び脳梗塞や脳出血が起こる可能性が高く、認知症のさらなる増悪や、場合によっては致命的となる可能性もあります。そのため、血管性認知症が明らかになった場合には、再度の脳梗塞が発生するのを防ぐため、高血圧や糖尿病の治療をしていくことが治療方針となります。

このように、我が国における認知症の原因の9割以上は、根本的な治療が困難な認知症です。そのため、認知症と診断されたら、多くの場合は、「進行を遅らせること」、「これ以上の悪化を阻止すること」が目標となります。

このように、認知症は、多くの場合発症後の根本的な治療が難しいため、予防についての研究が盛んに行われています。

世界で最も有名な医学ジャーナルの一つであるLancetに2024年7月に掲載された論

文によれば、認知症のリスクとして明らかになっている14の要因（**表27**）を取り除けば、〝理論上は〟45％の認知症を予防できる、と報告されています。[*3]

なお、このLancetの論文の内容は、正確に言えば、「現時点で最も信頼のおける研究をまとめたもの」という位置づけであるため、今後新たな研究が出てきて、数字が変わる可能性も当然あります。実際この数字は研究によって更新されてきており、２０１７年の時点では9つの項目により35％、２０２０年の時点では12の項目で40％が予防可能という内容でした。

今後こうした領域でエビデンスの蓄積が進んでいくことで、予防によって減らせる認知症の把握が進んでいくことが期待されています。そして我々医療の世界では、これらの項目に該当するような疾患の治療や予防を患者に提供することで、認知症発症のリスクを減らしていくことがこれからの高齢化社会でより重要になってきます。

しかし、義務教育や大気汚染など、行政や企業などが対応すべき課題もあり、個々人の努力や適切な医療の提供だけでこの全ての項目を満たしていくのは困難ですし、この45％という数字をみても、全ての認知症を予防できないということがわかると思います。そのため、「予防に全力を尽くしたとしても、認知症になる確率をゼロにすることはできない」

	認知症をきたす要因	割 合	推奨される対策の例
若年期	教育の不足	5%	義務教育の充実
中年期	難 聴	7%	補聴器使用、 騒音暴露を減らす
	高LDLコレステロール	7%	早期に検出し、治療する
	うつ病	3%	効果的に治療する
	外傷性の脳損傷	3%	ヘルメットや保護具で 頭部の怪我を防ぐ
	身体活動の不足	2%	運動を奨励する
	喫 煙	2%	喫煙を減らす、 禁煙アドバイスの提供
	糖尿病	2%	適切な予防と治療
	高血圧	2%	40歳から収縮期血圧130以下 の維持
	肥 満	1%	健康的な体重の維持、 肥満の早期治療
	過度のアルコール摂取	1%	過剰摂取防止のための教育
高齢期	社会的孤立	5%	支え合えるコミュニティ環境と 住宅を優先
	大気汚染	3%	大気汚染への暴露を減らす
	未治療の視力低下	2%	視力低下の早期発見と 治療の提供

表27 改善が可能な認知症の14の因子
※Lancet掲載論文*3を元に筆者作成

という認識を持っておくことが重要と考えます。
もちろん、はっきりわかっているリスクを回避し、これらの項目を目標とした健康づくりをすることは、認知症だけでなく生活習慣病など様々な疾病の予防にもつながるため、多くの人に積極的に取り組んでもらいたいと思いますし、そうした努力を否定するつもりも全くありません。私が伝えたいのは、予防に全力を尽くすあまり、なった後のことを考えなくなってしまうことは危険であるということと、認知症になってしまった人を排除するのではなく共生していくことが、これからの社会の目標になるということです。
2023年6月に「共生社会の実現を推進するための認知症基本法」（以下、認知症基本法）が成立しました。この法律の第8条では次のように定められています。

第八条　国民は、共生社会の実現を推進するために必要な認知症に関する正しい知識及び認知症の人に関する正しい理解を深めるとともに、共生社会の実現に寄与するよう努めなければならない。

この認知症基本法は、もともと2019年に議員立法として提出されていましたが、その時の法案は「認知症の予防に必要な注意を払うよう努める」ことが国民の責務として明記されていましたが、2023年に成立した法律では前述のように「予防」の文字はなくなっています。[*4]

日本では高齢化が進む中で、認知症の人の数も確実に増えていくことは確実とみられています。2024年5月に公表された、九州大学教授の二宮利治先生らの調査結果によれば、認知症患者数の推計値は2025年で471・6万人であり、2040年で584・2万人、2060年には645・1万人に増加していくとみられています。[*5]

この推計値は過去の推計値より数字が少なくなっていますが、いずれにせよ高齢化が進む中で、認知症患者の増加は間違いありません。そうした中で治療や予防において医療が求められる役割の増加はもちろんのこと、「認知症になる前にできる備えは何か」や「認知症の人と一緒に暮らせる、共生社会をどう築いていくか」

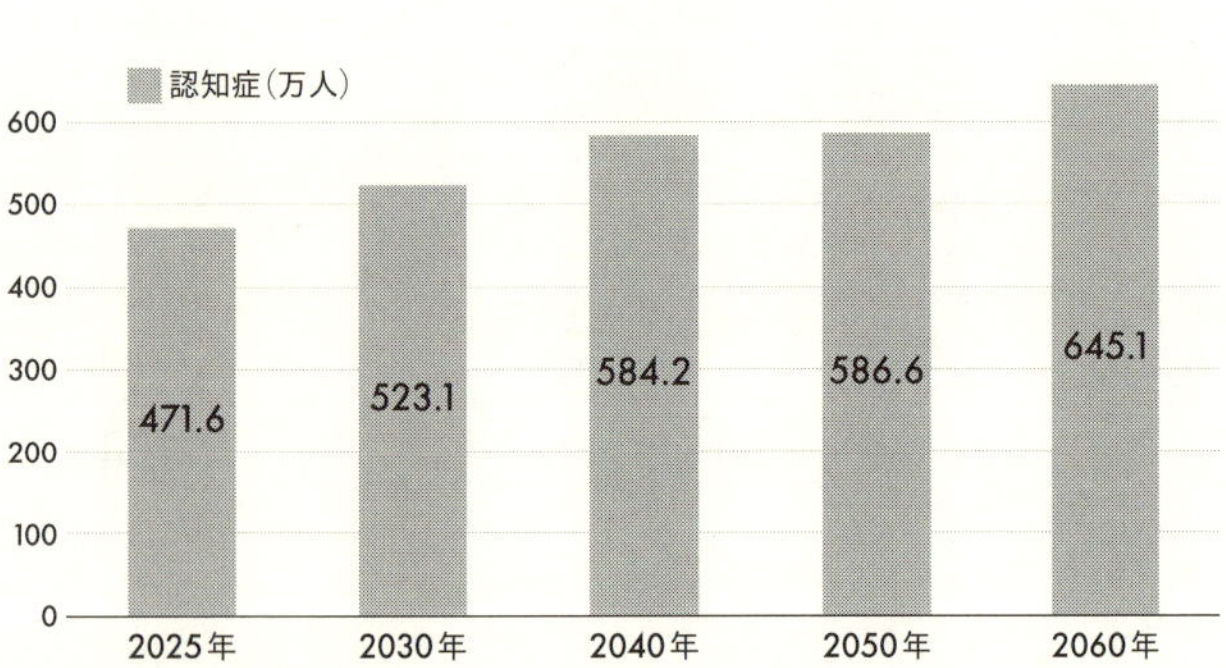

図22　認知症の患者数の推定値
二宮先生らの研究[*5]を元に筆者作成

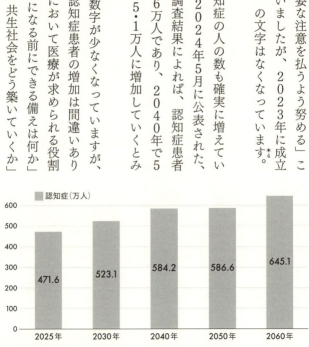

ということに医療分野も協力し、一緒に検討していくことがより求められていくでしょう。

高額医薬品（認知症薬）をめぐる問題

前節で認知症の分類などについて概説しました。

その中で、大半の認知症は根本的な治療が困難であること、保険で使える薬もあるが、進行を止めることはできない、という話が出てきました。

2022年以前に日本で保険適用されていた認知症の薬はアセチルコリンエステラーゼ阻害薬のドネペジル、ガランタミン、リバスチグミンと、NMDA受容体拮抗薬のメマンチンの4種類がありました。前3者はアルツハイマー型認知症の認知機能改善、メマンチンはアルツハイマー型認知症の認知機能低下を遅くするなどの効果がエビデンスで認められており、日本精神神経学会のガイドラインでも推奨されています。

しかし、いずれの薬も、患者や家族が効果を実感できないことも少なくない一方で、副作用が生じることもあり評価の分かれる薬でした。現に、フランスでは、有用性が低いとして、2018年からこれらの薬が公的医療保険の対象から外されるなどしています。

こうした中で、2023年にアメリカで承認された新薬「レカネマブ」は世界中から大きな注目を集めました。この薬は、アルツハイマー病の原因とされる「アミロイドβ」というタンパク質を脳から除去することで、神経細胞が壊れるのを防ぐという、新しいメカニズムの薬で、認知症の進行を7ヶ月半遅らせる、という効果が期待できるというものでした。これは従来薬と比較するとかなり画期的な効果です。

一方で、問題となったのは薬価です。先に承認されたアメリカでのレカネマブの価格は年間26,500ドル（約400万円）とかなり高額に設定されていました。その後承認された日本での薬価は年間で約298万円と設定され、ピーク時の売り上げ想定（2031年度、対象約3・2万人）が986億円となる見込みになるという数字が出たことで、大きな話題となりました。[*6] 日本は国民皆保険制度があることで、医療費の多くを公費でカバーしています。また、高額療養費制度があるため、所得の低い方でも、こうした高額な薬剤の治療を受けることができます。そのため、このような高額な薬剤が大量に使われることで、公費負担が膨らみ、財政を圧迫するのではないかという懸念の声が各所から上がりました。

実はこのような高額医薬品をめぐる騒動は過去にも日本で起きています。

2014年に承認された、新しい抗癌剤「オプジーボ」が当初100mg（1瓶）73万円という、患者1人が1年間使うと3500万円に達する価格が設定され、その後さらに対象疾患の拡大が検討されたことなどから、この薬の公費負担で国の財政が傾くかもしれないという「オプジーボ亡国論」として大きな議論を呼びました。[*7]

日本では医療費の増加が問題となっていることから、こうした高額医薬品に対する注目が集まりがちです。しかし、日本の薬価算定では、適応が拡大（≒対象となる患者が増加）された場合や、当初の予想を大きく上回る売り上げを上げた薬剤については値段を引き下げる制度があります。そのため、たくさん売れれば薬価が下がっていくことになるため、高い値段のままたくさん使われるようになるということはないようになっています。

実際、オプジーボも、当初は国民の声などを受け特例的に大幅な薬価引き下げが行われるなどの異例の対応が行われましたが、その後、段階的な引き下げが繰り返され、２０２４年４月には１００mgが13万１８１１円と、発売時と比較して80％以上も安くなっています。こうした過去の事例を踏まえれば、高額な薬剤については、たくさん使われるようになれば、売り上げに応じて値段の引き下げが行われることは確実と見込まれます。

なお、医療費への影響を考えるのであれば、薬価だけでなく、その使用者数と、薬剤費全体にどの程度影響するのかという視点が不可欠です。レカネマブの場合、ピーク時で年間９８６億円の売り上げが見込まれていますが、日本の薬剤費は年間10兆円前後で推移しています。そのため、レカネマブを販売するエーザイの内藤晴夫ＣＥＯは「ピーク時の売上高でも保険医療財政を大きく圧迫するというレベルではないと考えている」とコメントしています。[*8]

確かに10兆円という薬剤費全体の中でみれば、レカネマブよりも高い薬や、レカネマブよりも価格は低いがたくさん売り上げている薬などがあるため、レカネマブだけが悪ではないとみることができると思います。とはいえ、無制限に高額医薬品を承認・使用していれば医療費が想定よりも早いスピードで増加してしまう恐れがあるため、適切な評価や適時の見直しは必須であると言えます。

また、「認知症を〝7ヶ月半しか〟遅らせることができない薬に、国が数百億円かけるのは本当に正しいのか」という批判については、より慎重に評価・検討していく必要があります。レカネマブの価格について、エーザイは、患者を介護する人のＱＯＬや生産性向上をもとにした試算を行うなど、従来の費用対効果の評価軸以外に、認知症を治療することによる「社会的な価値」を強調しています。[*9] 他方で、イギリスではレカネマブは２０２４年８月に保険適用外と判断された他、[*10] ＥＵは２０２４年７月に一旦承認を否定したのち、２０２４年11月の再審査では対象患者を少なくする条件付きで承認するなど、[*11] 海外では評価がまだわかれている部分があります。

加えて、こうした価格や、患者・介護者のQOL以外に議論されるべき視点として、医療現場の負担もあります。従来の認知症の薬は飲み薬や貼り薬だったので外来で処方するだけでしたが、レカネマブは点滴製剤のため、隔週で1時間、医療機関で点滴を実施する必要があります。また、レカネマブが使える認知症かどうか（適応の有無）、副作用が出ていないかをモニタリングするため、開始前や開始後に複数回MRI検査を実施する必要があります。多忙な日本の医療現場において、このような作業・負担の増加は、今後患者数が増加するに従って無視できない影響となる可能性もあります。

とはいえ、全く新しい薬を承認しなくなってしまうと、国民が世界最先端の治療が受けられなくなってしまいますし、医療を画期的に進歩させるようなイノベーション・研究が生まれる余地がなくなっていってしまいます。厚生労働省も、薬価制度について、「国民皆保険の持続可能性」と「イノベーションの推進」を両立させることが重要である、としています。[*12] 今後は、薬剤の研究開発費や製造コスト、患者のQOL改善だけでなく、患者以外の負担・QOL改善や、イノベーションの推進など、多面的な観点から薬剤の価値について評価を行っていく方法を検討するなどして、社会的に価値のある新薬を適切に評価していくことが重要だと考えます。

その他、認知症領域の高額医薬品において無視できない論点として、「世代間対立の助長」があります。過去のオプジーボ騒動の時と異なり、認知症治療薬は、対象が高齢者に限定されています。第1章で述べたように、医療費が増大し、現役世代の社会保険料が増大している中で、高齢者のみが使用する高額医薬品が導入されることは、若い世代の感情的な反発につながりやすい材料となってしまいます。現に、2024年2月に実施された「東京都高齢者保健福祉計画 中間のまとめ」に関する意見募集では、レカネマブに関する懸念や反対が半数以上となっており[*13]、現役世代の一部に強い反発を招いていることがうかがえます。レカネマブより後の2024年11月には、同じアルツハイマー病の治療薬であるドナネマブが、薬価が年間約308万円で保険適用されていますが、今後もこうした高額な認知症治療薬が登場してくる中で、現役世代の反発がますます強くなっていくことも懸念されます。

前述のとおり、使用者が増えれば薬価は改定が行われていく可能性もありますし、これらの薬の研究・臨床応用を元に更なるイノベーションが生まれ、これから高齢者になる現役世代も恩恵を受ける可能性は十分にあると考えられるため、必ずしも〝亡国論〟のような話ではないと筆者は考えます。しかし、こうして反発の声が聞こえている以上、政府・関係者は丁寧に合意形成していく必要がありますし、現役世代を含め多くの人々に納得してもらえるよう、研究結果や臨床現場での声なども聞きながら、薬価や適応範囲の見直しを適切に行っていくことが求められるでしょう。

認知症とお金の問題

認知症をとりまく問題は様々ありますが、筆者が特に重要だと考えている問題の一つが、認知症とお金の問題です。

まず、認知機能が低下すると、理解・判断力の低下により、お金の使い方が上手にできなくなる場合があります。「将来、こういうことがあるかもしれないからお金をとっておこう」「この商品は今すぐ買う必要はないだろう」、といった判断が十分にできなくなると、後先考えずにお金を使ってしまう、不要な商品を多数購入してしまうなどのトラブルが生じる可能性があります。また、理解・判断力の低下により、特殊詐欺などの金融犯罪に巻き込まれるリスクも上がります。

そして、認知症がさらに進行してしまうと、文章を読んだり、相手の話を聞いて理解したり、意思表示をしたり、というような行為が十分にできなくなります。その場合、法律上、他人との契約を行う上で、十分な判断能力がない、すなわち「意思能力」がないとみなされるようになります。一般的に、10歳未満の子供や、精神病・認知症が重度である場合は意思能力がないとされており、我が国の法律においては、これら「意思無能力者」がした法律行為は、無効となる、としています。

これは例えば、重度の認知症の人が、訪問販売で無理やり高額な商品を買うように仕向けられたとしても、この人が認知症による意思無能力者であった場合、この商品購入という法律上の契約に当たる行為がそもそも無効であった、ということになります。正確にいえば、意思能力があるかないかということは、認知症の程度がどの程度か、その行為が簡単なものかどうか、といったところで個別に判断されることになりますが、こうした法的な枠組みにより、意思能力が不十分な人たちが尊重され、守られることになります。

しかし、この意思能力を巡って、新たな問題が浮上する場合もあります。例えば、認知症で意思能力がないため、商品の購入は無効であったから取り消したい、と伝えたとしても、「本当に認知症なのか」「本当に意思能力が無いとみなされるほど認知症が進行しているのか」と相手側に問われる場合が出てきます。今現在認知症であるかどうかは、医者の診断書をもらえば事足りますが、その「購入」をした過去の時点において行為に必要な意思能力があったかどうか、ということは、医者にも遡って正確に判断することはできません。そのため、過去に遡って証明することが難しい場合が多く、相手方と意見の食い違いが生じてしまうことにより、裁判にまで発展してしまう事例も増えています。

　こうした認知症とお金の問題が増加してきたことにより、一定年齢以上の高齢者との高額取引を控える企業なども出てきました。しかし、認知症は年齢で区切れるものではなく、超高齢の方でも認知機能がはっきりしている方も珍しくないため、このような、年齢による一律の取引からの排除は適切ではありません。特に金融サービスからの排除は、生活に直結するため死活問題となります。こうした金融サービスからの高齢者の排除は「金融排除」(financial exclusion) と呼ばれており、高齢者や認知機能が低下している人がこうした金融排除を受けないようにするための取り組

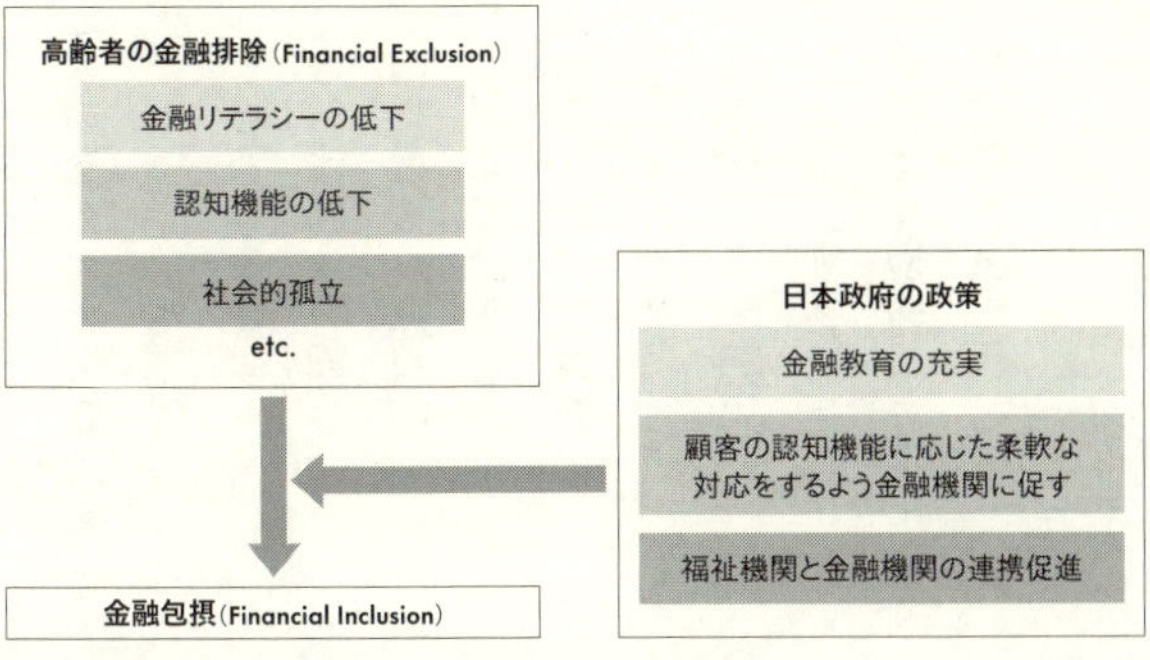

図23　金融包摂に向けた日本政府の取り組み
※文献*14を参考に作成

みは「金融包摂」(financial inclusion) と呼ばれており、後者については、2024年9月に閣議決定された高齢社会大綱にも盛り込まれるなど、日本政府も近年力を入れている課題です[14](**図23**)。

その他、財産の相続において重要な、遺言が無効になってしまうこともあります。遺言の作成も民法が定める法律行為であるため、認知症が進行してしまうと、法的に有効な遺言が作れないという状況が生じる可能性があります。遺言を作成するのに必要な意思能力は、専門的には「遺言能力」と呼ばれており、過去の判例などによれば、**表28**に示したような判断基準が存在しています[15]。そのため、認知症が軽度であったとしても、記載されている内容の複雑さなどから遺言自体が無効と判断される場合があるということになります。これらの点は、家族や他人の言われるままに書かされた遺言など、本人の確固たる意思に基づかない遺言を無効にする、という点では意味があるといえます。しかし、死後の相続の段階において、遺言の内容に不満を持った遺族がいる場合などに、「本当に作成時点で遺言能力が十分にあったのか(≒認知機能が保たれていたのか)」という形で追及され、相続トラブルの火種になる可能性があるなど、注意を要する点であるといえます。

認知症とお金の問題は一見、家庭内の小さな問題のようにみえるかもしれませんが、高齢化の進む日本では、社会全体として向き合うべき規模の問題です。例えば、第一生命経済研究所の2018年の試算によると、我が国の家計金融資産（現金や預金、株、金融商品など）のうち6割以上を60歳以上の高齢者が所有しており、なかでも認知症の人がもつ金融資産は、2017年度末時点で143兆円、2030年度時点で215兆円（日本全体の1割程度）に達する見込みと推計されています。[*16] この推計値は、認知症患者の推計値が多めに試算されていた時期のものですが、驚くべき数字ではないでしょうか。先に紹介した2024年に発表された新しい将来推計値を基に大和総研が試算したものによると、認知症の人の2023年度末の金融資産残高は126・6兆円程度（日本全体の5・8％程度）、2035年度末には221・9兆円（同7・3％程度）に達すると試算されており、[*17] 第一生命経済研究所のものに比べると数字はやや下がっていますが、金額としてはやはり相当なものであるとみられます。

なお、筆者は日本における認知症政策の変遷や、こうした認知症とお金の問題についての論考を神経内科領域のトップジャーナルであるLancet Neurologyに掲載してもらったことがあります。[*4] その際、日本の認知症の高齢者

遺言能力の判断要素
・遺言作成時における本人の精神障害の有無・程度
・遺言内容の複雑性
・遺言の動機・理由・本人と相続人等との人間関係、遺言に至る経緯等

表28　遺言能力の判断要素
※『判例タイムズ』掲載記事[*15]をもとに筆者作成

の金融資産が、いずれ215兆円に達する試算があると書いたところ、編集者に「桁を間違っているんじゃないか？」と質問が来たことが印象に残っています。日本政府の金融庁の資料にも引用されている試算であると、説明し納得してもらえましたが、海外からみても、日本のこの数字はかなりインパクトがあったものとみられます。

これだけ多くのお金を認知症の人々が持つことになる中で、犯罪やトラブルに巻き込まれる人が多発したり、あるいは意思無能力になる人が増えてこれらの金融資産が世の中に全く出回らなくなったりすると、経済・社会への影響も大きなものになってしまいます。

このように、高齢化によって認知症の人の数に加え、所有する金融資産も確実に増えていくとみられる中で、本人や家族にとってお金をめぐる様々なトラブルが生じるリスクが高まります。そして、その多くは、認知症が進行する前に対策を打つ必要があります。そのため、一定以上の年齢の方は、自分の認知機能の低下に備えた準備をしておくことが望ましいといえます。また、若い方々も、自分の家族や、仕事上で接した高齢者などの認知機能の低下を疑った場合は、早期に認知症の専門診療科の受診を促すなどすることで、こうしたトラブルに巻き込まれることを防ぐ手助けをすることができることになります。

医学の立場においては予防・早期発見・治療として関わる以外にも、こうした認知機能が低下した高齢者をトラブルから守り、共生していく社会を作るために、学術的な見地からサポートしていくことも求められています。例えば、金融業界では、認知症リスクへの取り組みの一環として、大学などと共同研究することで、自社のサービスをより高齢者の特性に合わせたものに改良することや、高齢顧客への望ましい接客対応の検討、契約時に意思能力を確認するプロセス作りなどの取り組みが増えています。

例えば、順天堂大学は、グローリー株式会社、日本アイ・ビー・エム株式会社と共同で日本初の「金融商品適合性チェック支援ＡＩアプリ」を開発し、２０２３年３月１日より三菱ＵＦＪ信託銀行株式会社でパイロット運用を開始しています。[*18] また、筆者の所属する慶應義塾大学では、野村ホールディングス、三菱ＵＦＪ信託銀行と２０１９年４月に日本金融ジェロントロジー協会を共同で立ち上げており、金融機関職員向けに、加齢による変化や認知症への理解を深め、適切な対応などを学ぶ研修を提供するなどの活動を行っています。

本書では紙幅の関係上紹介しきれませんが、こうした認知症とお金の問題について、個人・家族・企業ができる対策、過去の裁判例など、前著『国富２１５兆円クライシス 金融老年学の基本から学ぶ、認知症からあなたと家族の財産を守る方法』（星海社新書、２０２

1年）で詳しく紹介しておりますので、ご関心のある方はぜひそちらもご覧ください。

医療費の自己負担額の考え方

高齢化社会と医療の問題を議論する上で、避けて通れないのが、高齢者の医療費の自己負担についての議論です。

２０２４年9月に決定された高齢社会対策大綱では、75歳以上の高齢者で医療費を3割自己負担する対象者を広げることが明記されました。[*19] これは、**図24**のようになっている医療費の自己負担割合（２０２４年12月時点）について、75歳以上の高齢者で3割負担になっている範囲を拡大する、という内容です。このように高齢者の自己負担の引き上げを検討しなければならない背景としては、第1章で述べてきたように、医療費全体が増加し、社会保険料の増加だけでは厳しくなっていることがあります。

また、健康保険組合連合会が２０２４年10月に行った要望では、70〜74歳には所得に関係なく一律3割の窓口負担を求めること、75歳以上の後期高齢者のうち、80歳未満の負担割合を2割に引き上げること、現役並みの所得のある後期高齢者に3割負担を求める仕組みでは、適用する所得基準を下げて対象者を増やすことなどが盛り込まれており、[*21] 今後もさらに高齢者の自己負担を現役世代並みに上げていく流れが続く可能性も高いと考えられます。

このような高齢者の自己負担増の話はセンシティブな問題です。高齢者は医療にかかっている割合が大きいため、医療費全体の中で高齢者医療費が高くなっていることはすでに解説しました。高齢者のうち現役並み所得者に限定した議論であっても、高齢者の自己負担を増加させるという議論になると、「高齢者は死ねというのか」、「もっと他に削るべき所があるのではないのか」といった感情的な反発を招きやすい問題です。

確かに一市民の感情としては、医療費の自己負担は安ければ安い方がいいでしょう。それは高齢者に限らず皆同じです。しかし、極端な少子高齢化が進む日本では、全てを公費でカバーする余裕はないため、どこかで線引きを行う必要があります。

もちろん、経済的に困窮している方々にとっては自己負担の増加などとんでもない、という反応にならざるを得ないと思います。

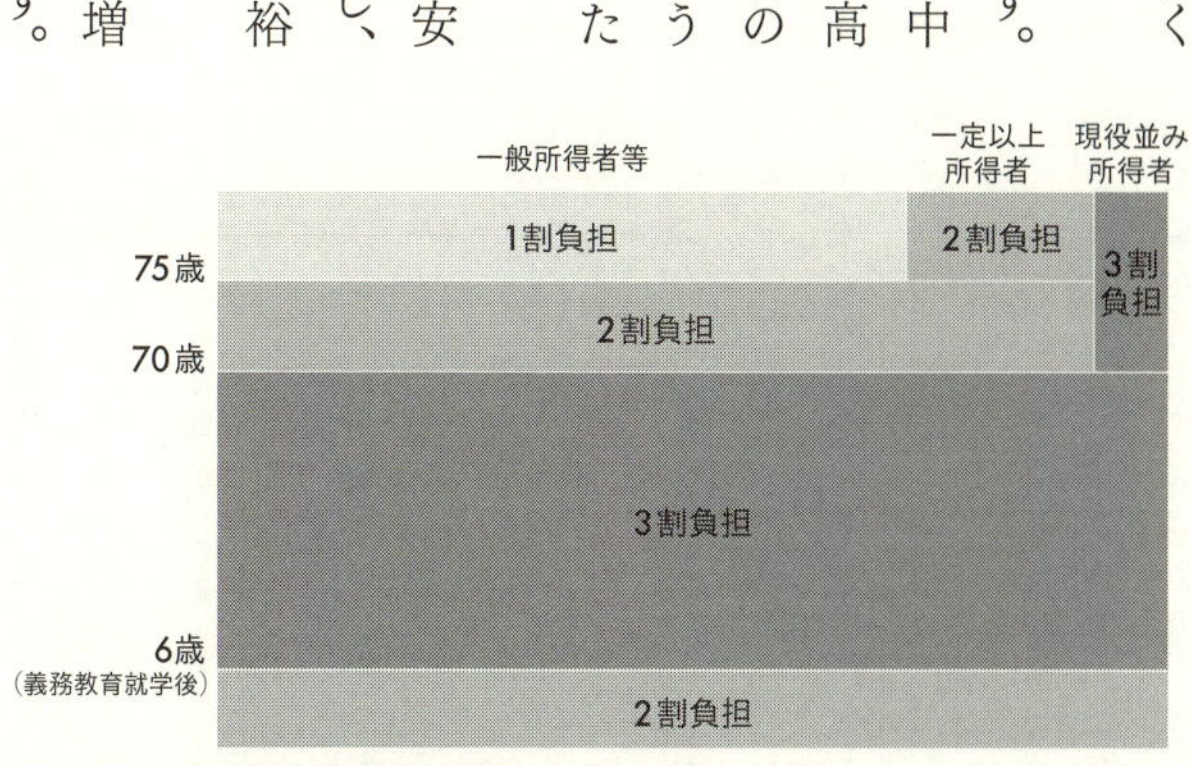

図24　医療費の一部負担（自己負担）割合について
※厚生労働省HP[*20]より引用

しかし、経済的な困窮については、生活保護制度や、生活困窮者自立支援制度など別のセーフティネットも制度として存在しています。そのため、経済的に余裕のある人も含め全ての国民をカバーする皆保険制度については、持続可能性や全体最適を目指した議論が許容される問題であると考えます。

さらにいえば、自己負担額を安くしすぎると、不要な受診、軽症での受診が増えるという問題があります。もちろん高齢者全員がそうというわけではないですが、こうした不要な受診・軽症受診については、実際に医療現場ではよく聞かれる話です。例えば、医師が「あなたは症状が安定しているから、通院は2～3ヶ月に1回で大丈夫ですよ」と説明しても、「心配だから月1回はみてもらいたい」といって毎月受診されるケースや、以前に処方した薬が使われず余っているのに「少し古くなったから」「念の為」といって頭痛薬や湿布薬などの頓服薬を希望するケース、身体診察上特に問題がないのに「念の為採血をしてほしい」などのようなケースです。他にも、若い世代の患者さんは学校や仕事を休んで通院する方がほとんどのため、通院機会はできるだけ少ない方がいいという方が多いですが、高齢の患者さんの場合は「出かけるきっかけになるから」などと通院が多くなることへの抵抗感が少ない方も多い印象です。仮に医療費の自己負担額がとても高ければ、できるだけ通院を控えよう、余計な治療・検査は受けないようにしようと考えるはずですが、自己負担額が安いとそうした心理的ブレーキがあまり働きにくくなります。また、外来診療は出来高払いのため、受診回数や検査回数が多いほど医療機関側の売り上げにもなるので、医者の側も患者の求めに応じてしまいがちという構造的な問題も背景にあります。

筆者が生まれるより前の話ですが、かつて日本でも高齢者の医療費が無料だった時代がありました。詳しい経緯などの説明は省略しますが、1973年から1983年にかけて、70歳以上の高齢者の大部分の医療費が無料化されていました。しかし、無料化の開始後2〜3年経つ頃には、高齢者の医療費が急激に増大したなどの理由で見直し論が出るようになりました。[*22] 急増の背景として、無料化されたことで不必要な医療が増加し、病院の待合室のサロン化現象や、同じ病気でいくつもの医療機関にかかるというハシゴ受診の現象がみられ、極端なケースとして、1ヶ月に53回も医者に通ったケースもあったそうです。[*22] ちなみに、高齢者医療費の無料化が廃止されて以降も、日本の平均寿命は延び続けています。

こうした話をみると、医療費の自己負担は安すぎるとやはり問題があるということがわかると思います。なお、海外では医療費が実質自己負担無料の国もありますが、日本とは医療制度が異なるため、そのまま真似することは難しいところです。例えばイギリスの医療では、「初回の受診先が総合診療医に限定」かつ「混雑で予約がとりにくい」こと、「専門医の受診には総合診療医の紹介状が必要」かつ「数ヶ月など長期の受診待ちを余儀なくされる」などの特徴から、過剰な受診が生じない体制となっております。現状の日本の医療制度の特徴である、受診先を自由に選べること、諸外国と比較して待ち時間が少なく最短当日に受診できることなどの利点を残すことを目指すならば、過剰医療が生じないよう、医療費の自己負担は一定程度必要であると考えます。

では自己負担はどの程度にするのが適切なのでしょうか。この分野の研究ではアメリカで行われた「RAND Health Insurance. Experiment（ランド医療保険実験）」が有名です。こざっくり説明すると、この研究では医療費の自己負担が異なる4つのグループ（0％、25％、50％、95％）に参加者をランダムに振り分け長期にフォローアップしたところ、医療費の自己負担が高いグループほど受診率や入院率が低下したものの、全体的には、自己負担割合が高くても患者の健康状態が悪くなるとは示されなかったという研究です。[*23] ただし低所得者で95％負担のグループでは健康状態の悪化がみられたという解析結果も出ていました。

この研究は日本の議論でもよく引用されており、医療費の自己負担を多少上げても全体として健康状態が悪化することはないのだから、不要な受診の抑制や国民皆保険制度持続のためにもっと自己負担を上げるべきだという主張の根拠にする研究者もいれば、低所得者の一部の健康状態の悪化に着目し、健康が悪化する人も出てくる可能性もあるため窓口負担は原則上げるべきでないと主張する根拠にする研究者もいます。専門家の中でも意見が分かれるテーマではありますが、例えば日本の場合、生活保護を受けている方々は医療費が無料になりますし、高額療養費制度のような医療費の負担を抑える独自の制度もあります。そのため、制度や文化の違うアメリカのデータのみを根拠に議論するには限界もあるかもしれません。

日本国内を対象にしたものだと、診療報酬の請求情報などのデータを元にした研究が行われています。例えば、日本では69歳から70歳になると医療費の自己負担割合が安くなりますが、この時点での変化に着目し、医療費が安くなったことで、受診行動がどのように変わるかという評価を行った研究が複数あります。これらの研究の多くでは、医療費が安くなったことによって、外来の受診回数は増加するものの、入院回数などには差がないという結果であるとされています。[*24・25・26] これは、見方を変えると、医療費の自己負担が3割に上がったとしても、外来受診は減るが、生死に関わるような入院回数には差がないため、健康への大きな悪影響があるとはいえない、と捉えることができるかもしれません。

もちろんこれらの研究だけでは、全ての年代について説明しているわけではないので、今後はこうした研究を積み重ねていくことで、より国民に納得される形で、自己負担割合の上昇についての議論をできるようにすることが望ましいと考えます。

終末期医療の現状と課題

終末期医療も高齢社会における医療において議論を深めるべき問題です。

なお、読者の多くがイメージしやすい言葉として「終末期医療」という言葉を使いましたが、現在、政府などでは終末期医療については「人生の最終段階における医療」という表現を用いています。「人生の最終段階」について定まった定義はありませんが、治療による回復が見込めず死が避けられない状態になっていることなどを指します。

なぜ、人生の最終段階における医療について議論する必要があるのかといえば、多くの人が病院で亡くなっていることに加え、生前望んだ形での〝死〟を迎えられていない現状があるからです。

現代では、病院や施設で「お看取《みと》り」が行われることが一般的になっていますが、かつて戦後間もない頃は自宅で亡くなる方が圧倒的に多く、その後徐々に病院で亡くなる方が増えていきました。2005年頃に病院で亡くなる方が80%近くとピークを迎えましたが、その後コロナ禍の影響などを経て少しずつ病院で亡くなる方が減り、自宅で亡くなる方が再度増えてきました。とはいえ、政府の人口動態調査によれば、2022年に亡くなった方156万9050人のうち、「病院」で亡くなった方は64・4%、「自宅」が17・4%、「老人ホーム」が11・0%、「介護医療院・介護老人保健施設」が3・9%となっており、[*27]依然として病院で亡くなる方が大多数であることがわかります。

しかし、これは必ずしも本人が望んだ最期ではなかった可能性があります。内閣府の2023年度「高齢者の住宅と生活環境に関する調査」によると、「万一、治る見込みがない病気になった場合、最期はどこで迎えたいですか」という問いでは、「自宅」と答えた方が45・8%と最多となっていました。[*28]また、厚生労働省が2022年度に行った「人生の最終段階における医療・ケアに関する意識調査」でも、「病気で治る見込みがなく、およそ1年以内に徐々にあるいは急に死に至ると考えたとき」、最期を迎えたい場所として、一般国民の43・8%、医療従事者や介護職員の56・4～58・1%が、「自宅」と回答し、それぞれ最多となっていました。[*29]このように、自宅で最期を迎えたいと考えている人が最多であるにもかかわらず、結果として病院で亡くなっている方が最も多いというのが現状となっています。このギャップはなぜ生じているのでしょうか。

一つに、本人の意思がきちんと共有されていないことがあります。国立研究開発法人国立がん研究センターが約5万人の遺族を対象に行った調査の2020年の報告では、人生の最終段階における医療やケアに関する話し合いについて、疾患別に「患者と医師間で、患者が希望する最期の療養場所について話し合いがあった」割合は14・5〜36・5%、「患者と医師間で、患者の心肺停止時に備え、蘇生処置の実施について話し合いがあった」割合は、24・1〜34・4%、「患者と家族間で、意思決定できなくなるときに備え、最期の療養場所や蘇生処置など、患者がどのような医療を受けたいか話し合いがあった」割合は28・6〜42・4%であるとされています。[*30] このように、がん患者のようなケースでも、本人の意思を医療従事者や家族ときちんと話し合いをしている事例がそもそも多くないことがわかります。事前に話し合いが十分にされていないと、家族や医療従事者も、本人がどういう希望をもっていたのかわからず、本人が意識不明になっていた場合などに消去法で救急搬送され病院での延命治療提供、という選択になってしまう可能性が高まります。

そして、事前に意思を表明していたケースでも、実際にはその意思に反する治療が提供されてしまうケースもあります。心停止時に、心臓マッサージ（胸骨圧迫）などの心肺蘇生法を希望しないという指示を医療現場ではDNAR（Do Not Attempt Resuscitation）と呼びますが、このDNARを希望していた患者さんでも、その意思がきちんと共有されず、心停止した際に、心肺蘇生法などの救命措置が行われたり、救急搬送されて病院で死を迎えたりしているケースが数多く報告されています。[*31]

事前に本人の意思が表明されていたにもかかわらず、それに反する治療が提供されてしまうケースはさまざまです。単純なケースとしては、本人は何らかの意思を表明していたのに、本人が一人でいる時に意識不明になり、家族とも連絡がとれないなどして、救急スタッフや、搬送先の救急救命医が、本人の意思を確認することができず、心肺蘇生などの救命治療をせざるを得ないケースがあります。意識不明の方を搬送する際、救命スタッフが手荷物から身元が確認できるものなどを確認する過程で、免許証などがあれば臓器提供の意思の有無などはそこでわかることはありますが、急変時の対応や延命治療の希望について記載されたものを持ち歩いている人はほとんどいないため、医療側も訴訟リスクを回避するための「防衛医療」として、救命・延命治療を選択せざるを得なくなります。

また、別な例として、本人があらかじめ治療に関する希望やいざという時の代理人などを書面で残す「事前指示書（アドバンス・ダイレクティブ）」を作成していたケースでも、いざ本人が意識不明となった後、家族から別な希望が出てくる場合があります。日本では「事前指示書」に法的な効力がないことから、家族の希望よりも優先されなければいけないという根拠が弱く、結果として訴訟を恐れた医師が家族の希望に合わせてしまうというケースも少なくありません。

さらに、本人と、本人を直接ケア・介護している身近な家族の間では延命治療をしないという認識が共有されていたのに、いざ危篤となった時に、普段交流の少ない親族がやってきて、可能な限り延命治療をするよう希望を出すなどして、家族間の意思が割れてしまうケースもあります。この現象は、日本以外でもよく観測されており、アメリカでは The Daughter from California Syndrome（「カリフォルニアから来た娘」症候群）と呼ばれています。[★32]

このように、本人が希望しない医療に繋がってしまう事例は多々あります。これらは、患者本人にとって望ましいことではないことはもちろん、家族間の対立を招く恐れもあるほか、それらの調整や意思確認の過程で医療従事者側にも負担がかかります。そして、現状、家族の希望が優先されたり、「防衛医療」の観点から、救命・延命治療が提供されているケースも少なくありませんが、今後、超高齢化の先として亡くなる方が増える「多死社会」が訪れることが確実な中で、医療のリソースがどこまでもつのかという懸念もあります。

人生会議の炎上騒動と今後

こうしたさまざまな終末期医療をめぐる意思疎通のトラブル予防策として、「アドバンス・ケア・プランニング」(Advance care planning：ACP)というものがあり、日本ではこれを「人生会議」と呼んでいます。人生会議は、もしもの時の備え、本人が望む医療やケアについて前もって考え、家族や医療・ケアチームなどと繰り返し話し合い、共有する取り組みのことです。

なぜこのような人生会議・ACPが重視されるようになったのかというと、本人の事前指示書作成だけだと、うまく本人の意思が反映されないケースが多いことが、研究でも明らかになったからです。例えば、アメリカで1989年から5年間にわたって行われたSUPPORT Studyという9000人を対象とした研究では、希望する医療の内容と代理人を決めた事前指示書を作成するというだけでは、実際に患者の希望が反映された医療に繋がらないという研究結果が出ています。[*33] その原因として、事前指示書の内容を代理人が把握していない、どうして本人がそのような内容の事前指示書を書いたのか代理人の目から明らかでなく意図が読めない、事前指示書の内容で記載・想定されていなかった状況になった場合対応できないなど、さまざまな理由が考えられました。そこで、本人が事前指示書をつくるだけでなく関係者が〝繰り返し〟対話を重ねることで、本人の価値観や考え方を共有し、いざというときに皆が納得できる選択ができるようにする人生会議・ACPを重視する流れができてきました。

前述のとおり、日本でも、本人の希望に沿わない形で人生の最終段階の医療が行われているケースが多くあります。そして、今後の多死社会で、医療のリソースも限られている中で、希望していない方も含めた全員に救命・延命治療を提供し続けることが困難です。そのため、厚生労働省は、一般の方に馴染みの薄いACPという用語について2018年に愛称募集を行い、その結果、人生会議という名前を選び、11月30日を「人生会議の日」として啓発・普及させていこうとしていました。しかし、2019年11月に、お笑い芸人の小籔千豊さんが酸素チューブを鼻につけベッドに横たわりながら、「こうなる前に、みんな『人生会議』しとこ」と訴えかけるデザインの啓発ポスターを公表したところ、「患者にも家族にも配慮がない」、「誤解を招く」など世論の批判を集め、がん患者支援団体などから抗議を受けたことで配布中止となっています。[*34] 一方でこのポスター騒動について分析した東京慈恵会医科大学医学部環境保健医学講座教授の須賀万智先生によれば、ポスターの内容は受け手の一部に不快と感じさせる内容ではあったが、配布を中止する必要があったとまではいえず、世間の注目を集め広く一般に知ってもらうきっかけを作ったことは画期的であり評価に値するとしています。[*34]

人生の最終段階の医療はセンシティブな問題であり、丁寧な説明が求められる分野ではありますが、一方で、現状多くの方がこうした問題について準備ができていない状況は改善していくべきです。厚生労働省が2022年度に行った調査では、「人生会議（アドバンス・ケア・プランニング〈ACP〉）について知っていたか」という問いに対して一般国民の72・1%が「知らない」と回答しており、医師も24・6%が「知らない」と回答するなど、こうした問題そのものがまだしっかり認識されていない現状があります。[*28] 無関心層を含め、広くアプローチするためにも、さまざまな形で啓発を行っていくことは必要であると考えます。

なお、医療現場における慣習・行動を変えるためには、診療報酬による評価・誘導が重要です。この人生の最終段階における医療に関しては、一度、２００８年度診療報酬改定において、「後期高齢者終末期相談支援料」という項目がつくられました。これは、「ご本人の望む納得のいく診療方針で、残された日々を充実した形で過ごすことの実現。本人の希望する診療内容等を医療関係者等で共有」することをを目的とし、「あくまでもご本人の同意のもと、医師が，診療方針等について話し合いを行い、文書にまとめ、ご本人に提供」すると算定できるというものでした。しかし、「患者・家族に選択を迫ることにつながるのではないかとの不安」などの批判が相次ぎ、開始後３ヶ月で凍結されてしまいました。[35] その後、ようやく２０２４年度診療報酬改定で、入院料の算定において「患者の意思決定支援を行う指針を定める」ことが診療報酬の要件で義務付けられました。これは、小児などを除く原則全ての入院が対象となるものであり、人生会議・ＡＣＰ普及に向けた制度的後押しが強まったことになります。

しかし、これを「入院したら人生会議・ＡＣＰをやるように言われるから、入院してから考えればいいか」と捉えるのは誤りです。というのも、入院する時点では意識不明などで既に手遅れになっているケースも多いからです。例えば、前の節で紹介したような、認知症が進行したケースの場合、身体面では入院の必要がなくても、家族との意思疎通が困難になり、遺言などの書類も作れないか、あるいは作れたとしても本人の意思を表明するものとして無効になってしまう場合もあります。そのため、認知症が進行する前からこうした問題について考える必要があります。また、高齢期においては病態が安定しているようにみえても、突然死が生じたり、容体が急変したりすることも珍しくありません。前節で紹介したように急変して意識がなくなる前に、いざという時に救急・救命スタッフにどのように対応してもらいたいのか、ということがはっきりしていないと、結局本人の意思に沿わない治療が行われてしまうこともあります。このように人生会議・ACPは「元気なうち」から始めないと意味がないのです。

このような問題について、2024年12月に日本救急医学会など14の学協会が合同で「高齢者救急問題の現状とその対応策についての提言2024」を出しています[*31]。その内容を一部表にしました（**表29**）。このように、人生の最終段階の医療に関しては、家庭で人生会議・ACPを進めておくだけでなく、医療従事者はもちろん介護・消防などの関係者もこれらのことについて学び、本人・家族の希望を踏まえて、本人が望まない医療を提供しないように、対応できるようにしていく必要があります。

筆者は精神科医として、高齢の患者様やご家族と接することもあり、認知症が進む前に

［市民の方々へ］

【提言1】どのような生き方を望むか、どのような医療やケアを受けたいかなどを、日頃から繰り返し話し合いましょう

【提言2】急に状態が悪くなった時に慌てないために、かかりつけ医やご家族等の緊急時の連絡先を確認し、わかるようにしておきましょう。

【提言3】＃7119 や Q 助などを利用して病院受診の相談などもできます。いざという時に相談などができる公共の手段を調べておきましょう。

［高齢者施設管理者・職員の方々へ］

【提言1】いざという時のために、ご本人（患者さん・ご利用者）とご家族等にアドバンス・ケア・プランニング（ACP）についてご説明いただき、ご本人が最期までどのように過ごしたいか、ご本人の望む医療・ケアや望まれる看取り方について、ご本人とご家族等の話し合いを支援し、共有できるようにしませんか？

【提言2】配置医師（主治医・連携医）、外部医師および看護・介護・ケアなどすべてのスタッフと協議し、施設での看取りなどの、いざという時の施設としての対応を共有しておきませんか？

［厚生労働省の方々へ］

- ACPについて国民に広く普及啓発するための事業として、シンポジウムの開催等が行われており、また、医療・福祉関係者向けの研修事業も行われています。ACPをさらに広めるために、死が差し迫った人とそうでない人では死の認識や向き合い方が異なるため、死を意識していない「国民全体」と、死を自分のものとして受け止めつつある「人生の最終段階を自分のこととして考える時期の方」に大きく2つに分けたアプローチをすることについてご検討ください。

［総務省消防庁の方々へ］

- 人生の最終段階にあり、かかりつけ医と話し合った上でDNARを希望している傷病者のもとに出動した場合の心肺蘇生の実施や中止について、地域MC協議会や消防本部での検討が進むように働きかけてください。
- ACP（人生会議）、DNARなどについて救急隊員にも正しい理解が進むような教育体制を確保してください。
- 消防機関の実施する救命講習などの機会にあわせて、将来的にはACP（人生会議）の大切さについても伝えられる体制を推進してください。

表29 「高齢者救急問題の現状とその対応策についての提言2024」の概要（一部）

遺言とか人生会議とかを準備しておくことが重要ですよ、とお伝えすることもありますが、お金の問題や死ぬ前の医療についての問題は話題としてもセンシティブであることから「(家族同士でも)話しづらい」という声もよく聞きます。また、本人は「自分はまだ元気で、そうした問題を考えるのは先のこと」と捉えていたり、家族も「こうした話題をとりあげることで本人に不快な思いをさせるのではないか」と構えてしまったりと、重要性は理解しているものの、実際の行動に移れていないケースもよくみられます。こうしたハードルを乗り越えるための、きっかけ、機運づくりをどのように行っていくかが今後の焦点になってくるとみられます。

参考文献

＊1　日本神経学会、「認知症疾患診療ガイドライン２０１７」
https://www.neurology-jp.org/guidelinem/nintisyo_2017.html

＊2　朝田隆、『都市部における認知症有病率と認知症の生活機能障害への対応：平成23年度－平成24年度総合研究報告書：厚生労働科学研究費補助金認知症対策総合研究事業』

＊3　Livingston, G., Huntley, J., Liu, K. Y., Costafreda, S. G., Selbæk, G., Alladi, S., ... & Mukadam, N. (2024). Dementia prevention, intervention, and care: 2024 report of the Lancet standing Commission. The Lancet, 404 (10452), 572-628.

＊4　Kinoshita, S., & Kishimoto, T. (2023). Dementia in Japan: a societal focus. *The Lancet Neurology, 22* (12), 1101-1102.

＊5　九州大学『令和5年度老人保健事業推進費等補助金（老人保健健康増進等事業）認知症及び軽度認知障害の有病率調査並びに将来推計に関する研究報告書』
https://www.eph.med.kyushu-u.ac.jp/jpsc/uploads/resmaterials/0000000111.pdf?1715072186

＊6　厚生労働省、『２０２３年12月13日　中央社会保険医療協議会　総会　第５７２回議事録』
https://www.mhlw.go.jp/stf/shingi2/0000205879_00220.html

＊7　里見清一、『医学の勝利が国家を滅ぼす』（新潮新書、2016年）
＊8　日経メディカル、『新規アルツハイマー病薬レカネマブ、年間薬価は約298万円』
https://medical.nikkeibp.co.jp/leaf/mem/pub/report/t293/202312/582465.html
＊9　エーザイ、『早期アルツハイマー病治療薬 LEQEMBI™（レカネマブ）の米国における価格設定のアプローチは「医薬品の社会的価値」と「価格」の関係性に関するエーザイの考え方に基づく』
https://www.eisai.co.jp/news/2023/news202302.html
＊10　日本経済新聞、『エーザイ認知症薬、英国で承認受けるも保険適用外に』
https://www.nikkei.com/prime/ft/article/DGXZQOCB234K30T20C24A8000000
＊11　朝日新聞デジタル、『アルツハイマー病新薬レカネマブ、欧州で承認勧告　再審議で条件付き』
https://www.asahi.com/articles/ASSCH2322SCHUTFL00RM.html
＊12　厚生労働省、『高額医薬品（認知症薬）に対する今後の対応について（案）』
https://www.mhlw.go.jp/content/10808000/001330891.pdf
＊13　東京都、『東京都高齢者保健福祉計画　中間のまとめに関する意見募集に寄せられた御意見について』
https://www.fukushi.metro.tokyo.lg.jp/documents/d/fukushi/pc_kaitou
＊14　Kinoshita, S., Komamura, K., & Kishimoto, T. (2024). Financial inclusion and financial gerontology in Japan's aging society. *BioScience Trends, 18* (5), 492-494.
＊15　畠山稔、鈴木尚久、澤村智子他、（2012）、「遺言無効確認請求事件を巡る諸問題」、判例タイムズ、1380、4－28

*16 第一生命経済研究所「認知症患者の金融資産２００兆円の未来 ~２０３０年度には個人金融資産の1割に達すると試算~」
https://www.dlri.co.jp/pdf/macro/2018/hoshi180828.pdf

*17 大和総研、『長寿化で増える認知症者の金融資産残高の将来推計』
https://www.dir.co.jp/report/research/capital-mkt/asset/20241220_024811.pdf

*18 順天堂大学、『脳の健康度に基づいた、日本初の「金融商品適合性チェック支援ＡＩアプリ」を開発、三菱ＵＦＪ信託銀行にてパイロット運用を開始』
https://www.juntendo.ac.jp/news/09041.html

*19 内閣府、『高齢社会対策大綱』
https://www8.cao.go.jp/kourei/measure/taikou/pdf/p_honbun_r06.pdf

*20 厚生労働省、『我が国の医療保険について』
https://www.mhlw.go.jp/stf/seisakunitsuite/bunya/kenkou_iryou/iryouhoken/iryouhoken01/index.html

*21 日本経済新聞、『健保連「70~74歳の窓口負担3割に」財政悪化で要望』
https://www.nikkei.com/article/DGXZQOUA032RU0T01C24A0000000/

*22 吉原健二、和田勝、『日本医療保険制度史 第3版』（東洋経済新報社、２０２０年）

*23 Manning, W. G., Newhouse, J. P., Duan, N., Keeler, E. B., & Leibowitz, A. (1987). Health insurance and the demand for medical care: evidence from a randomized experiment. *The American economic review*, 251-277.

*24 Mahlich, J., & Sruamsiri, R. (2019). Co-insurance and health care utilization in Japanese patients with rheumatoid arthritis: a discontinuity regression approach. *International Journal for Equity in Health, 18*, 22.

*25 Nishi, T., Maeda, T., Katsuki, S., & Babazono, A. (2021. Impact of the 2014 coinsurance rate revision for the elderly on healthcare resource utilization in Japan. *Health Economics Review, 11*, 1-11.

*26 Kato, H., Goto, R., Tsuji, T., & Kondo, K. (2022). The effects of patient cost-sharing on health expenditure and health among older people: Heterogeneity across income groups. T*he European Journal of Health Economics, 23* (5), 847-861.

*27 e-Stat、『人口動態調査 人口動態統計 確定数 死亡』
https://www.e-stat.go.jp/dbview?sid=0003411665

*28 内閣府、『令和5年度 高齢者の住宅と生活環境に関する調査結果（全体版）』
https://www8.cao.go.jp/kourei/ishiki/r05/html/index.html

*29 厚生労働省、『人生の最終段階における医療・ケアに関する意識調査　報告書』
https://www.mhlw.go.jp/toukei/list/dl/saisyuiryo_a_r04.pdf

*30 国立がん研究センター、『人生の最終段階の療養生活の状況や受けた医療に関する全国調査結果を公表』
https://www.ncc.go.jp/jp/information/pr_release/2020/1031/nccH30.pdf

*31 日本救急医学会、日本臨床救急医学会他、『高齢者救急問題の現状とその対応策についての提言２０２４』
https://jxiv.jst.go.jp/index.php/jxiv/preprint/view/998/2789

*32 Molloy, D. W., Clarnette, R. M., Braun, E., Eisemann, M. R., & Sneiderman, B. (1991). Decision making in the incompetent elderly: "The daughter from California syndrome.". *Journal of the American Geriatrics Society.*

*33 Connors AF, Dawson NV, Desbiens NA, et al. A Controlled Trial to Improve Care for Seriously Ill Hospitalized Patients: The Study to Understand Prognoses and Preferences for Outcomes and Risks of Treatments (SUPPORT). *JAMA*. 1995; 274 (20): 1591-1598.
*34 須賀万智、橋本純次、(2021)、「『人生会議』ポスターは本当に失敗だったのか――パブリックヘルスコミュニケーションにおけるユーモア表現の受容性――」、社会情報研究、3 (1)、13-21
*35 荻野美恵子、(2014)、「4. 特殊条件下の「説明と同意」1) 終末期医療の意思決定支援の診療報酬評価」、日本内科学会雑誌、103 (12)、2957-2961

第5章

未来に向けて必要な改革

現状整理と、今後の医療需要

本書では、日本の医療における問題について、構造的な課題から、現代的なトレンドまでさまざまなものを取り上げてきました。そのうちの一部を**図25**に示しました。

日本の医療制度は、国民皆保険制度により患者の自己負担が低額であることや、どのような医療機関も受診できるようになっているフリーアクセスが担保されていることから、患者の受診ハードルが低くなっています。加えて、出来高払い制のため、診察・診療・検査が増えれば医師側も収入が増加する構造になっていることと、それぞれの診療報酬の価格が低く算定されていることから薄利多売でたくさんの患者を見ていかないと収入が上がらない構造になっているため、医師側も患者の受診を控えさせるメリットがありません。結果として、患者の受診回数の増加につながっており、医療現場の多忙にも繫がっています。

また、国際比較からみえてくる日本の医療体制の特徴として、

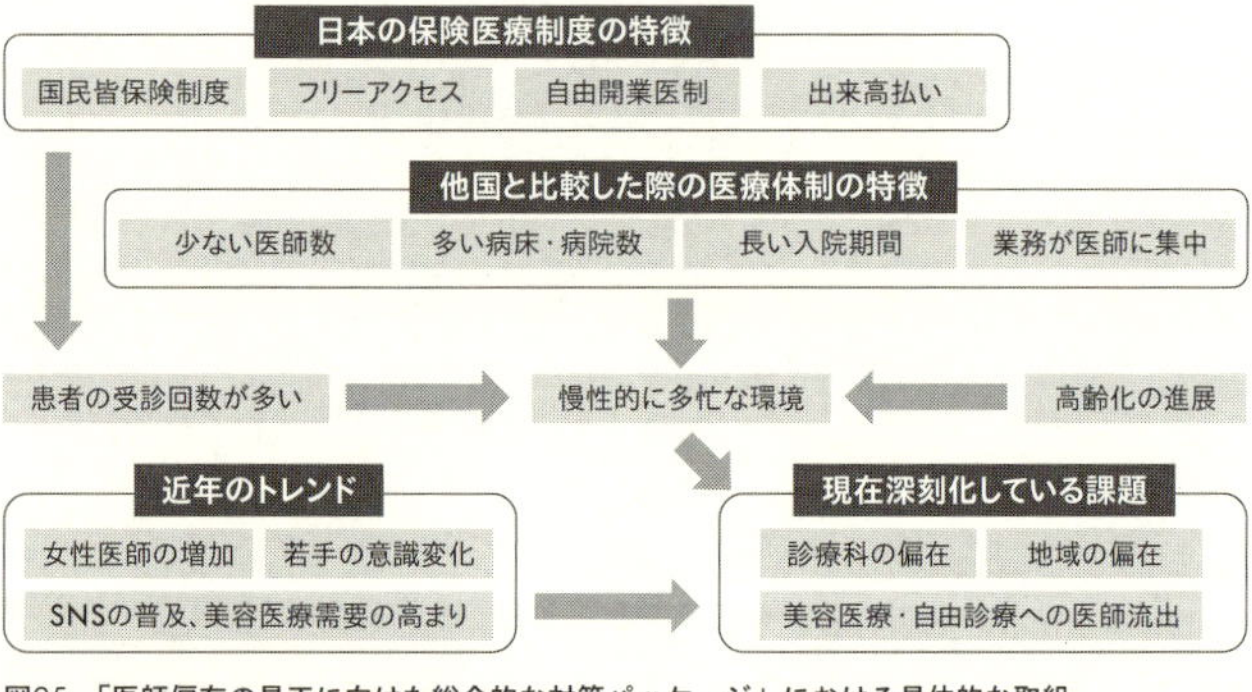

図25 「医師偏在の是正に向けた総合的な対策パッケージ」における具体的な取組
厚生労働省資料[*14]より引用

医師数の増加が抑えられてきたこと、病床数・病院数が多いこと、処方などの医療行為が他の職種にタスクシフトされておらず全ての患者を医師がみる体制になっていることも、日本の医師の多忙さに繫がっていると考えられます。

こうした状況において、外科系などの多忙な診療科の志望者が少ないという診療科偏在や、医学部の受験競争の過熱で都市部への集中などの地域偏在が続いてきた状況の中で、昨今の高齢化の進展により現場の負担がますます増加し、偏在により拍車がかかっています。また、近年のトレンドもそうした傾向を後押しし、昨今では美容医療・自由診療への医師流出が増加するなど、新たな課題も登場してきています。

このような偏在の対策や医師の働き方改革において、オンライン診療やAIなどの活用が期待されていますが、本書で述べてきたように日本での導入は遅れています。また、高齢化や医療技術の進展によって増大し続けている医療費を抑制するために薬価改定を繰り返してきた結果、医薬品の供給不足、ドラッグラグ・ドラッグロスなどの問題も生じつつあります。

このように、日本の医療が直面している課題は多岐にわたっており、現場の医療者や医療関連企業の努力だけでは解決できないようなものも多くなっています。

こうした現在抱えている問題に加え、今後、65歳以上人口がピークを迎える2040年頃にかけて、変化していく医療需要についても対処していく必要があります。

例えば、今後の高齢化が進む中で、2020年から2040年にかけて、75歳以上の救急搬送は36%増、うち85歳以上の救急搬送は75%増と見込まれています（図26）。また、2040年頃に入院患者数、死亡数が最も多くなると推計されており、多死社会がピークを迎えるとされています（図27）。[*1]

現在、本人の意思に反して病院で亡くなる方が多いという問題を第4章で紹介しましたが、病院のキャパシティの問題、医療スタッフの確保などの観点から、そのような体制は維持困難になる可能性があります。他方で、本人の希望を踏まえて、自宅や介

年齢階級別の救急搬送の件数の将来推計

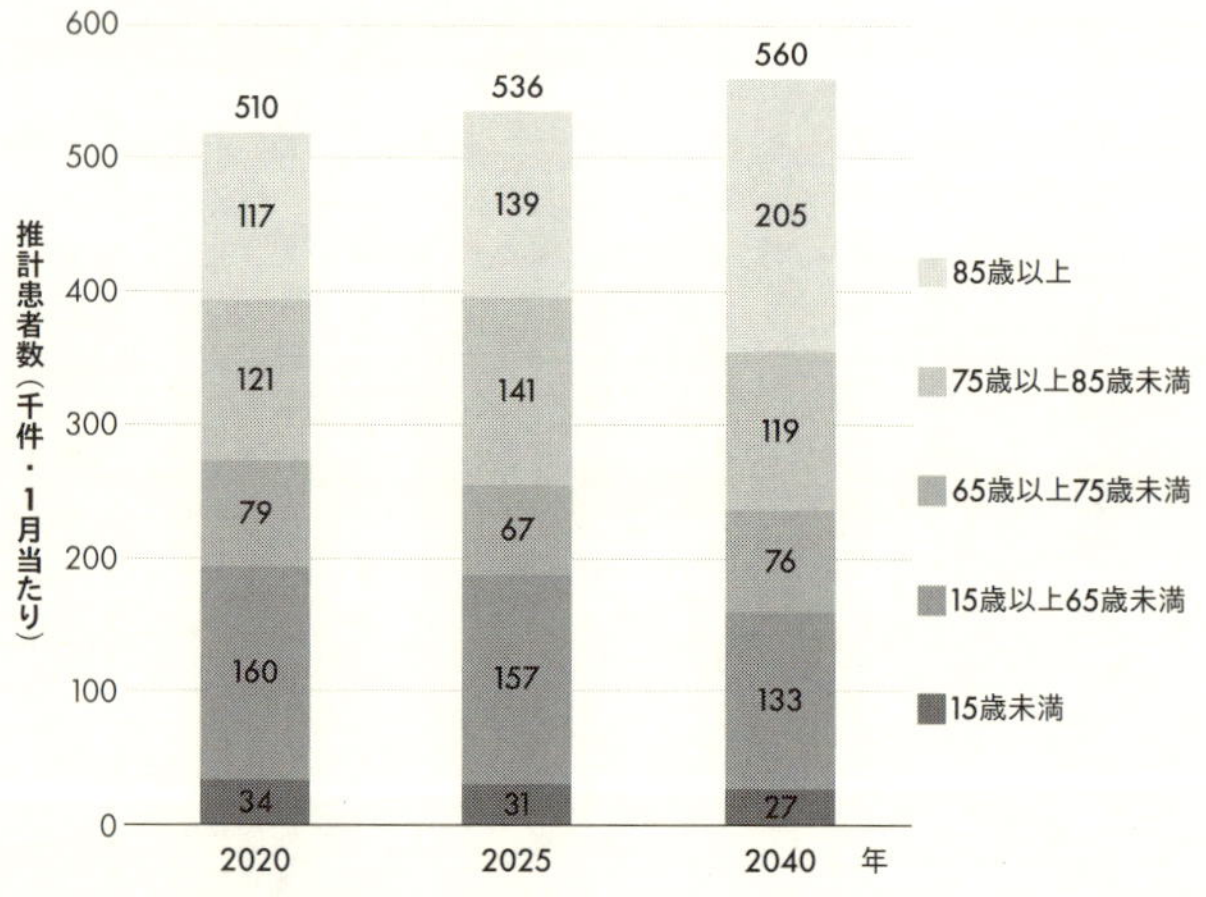

図26　日本の医療の特徴と課題

護施設でのお看取りが増加していく場合でも、医療・介護の連携推進や、地域医療・在宅医療の確保も考えていく必要があります。特に、２０２０年から２０４０年にかけて、75歳以上の訪問診療の需要は43%増、うち85歳以上の訪問診療の需要は62%増と見込まれており、在宅医療の体制確保も特に重要な課題の一つです[*1]（図28）。

この多死社会がピークを迎える２０４０年は、医療介護分野において特にマンパワーを必要とするため「２０４０年問題」と呼称されることもあります。具体的には、２０２５年時点で医療・福祉分野の就業者数が９４０万人程度で、就業者数全体の14〜15%程度とみられていますが、２０４０年には医療・福祉分野の就業者数は１０７０万人程度が必要となり、人口減により就業者数全体が減る中でその割合

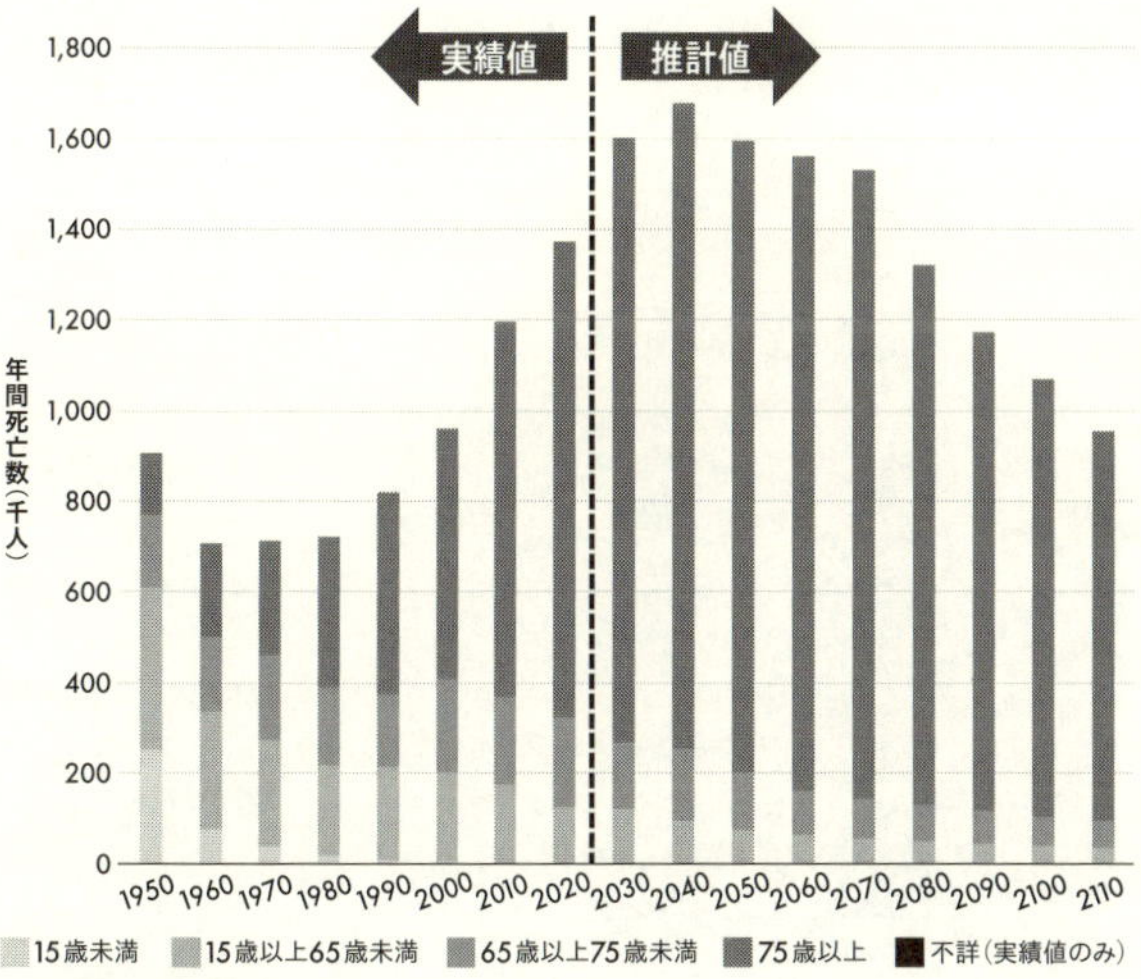

図27　救急搬送の増加
※厚生労働省資料[*1]より引用

は18～20%程度になると推計されています。[*1] なお、2023年平均での産業別就業者数では、1位の製造業が1055万人（15・6%）、2位の卸売業・小売業が1041万人（15・4%）で、医療福祉分野は3位となっています。[*3] これを踏まえると、2040年にはそれらの産業を抜いて医療・福祉が国内1位の就業者数を有する産業になる可能性があるということであり、他産業との間および医療・福祉業界内での人材獲得競争の熾烈化や、他産業の人手不足による衰退などの影響も懸念されます。

　このような状況をまとめると、今後の日本の医療について特に対応していくべき問題として、適切な医療提供体制の確保があります。全国の国民が等しく保険料を払っているにもかかわらず、地域偏在や診療科偏在によって受けられる医療に偏りが生じる

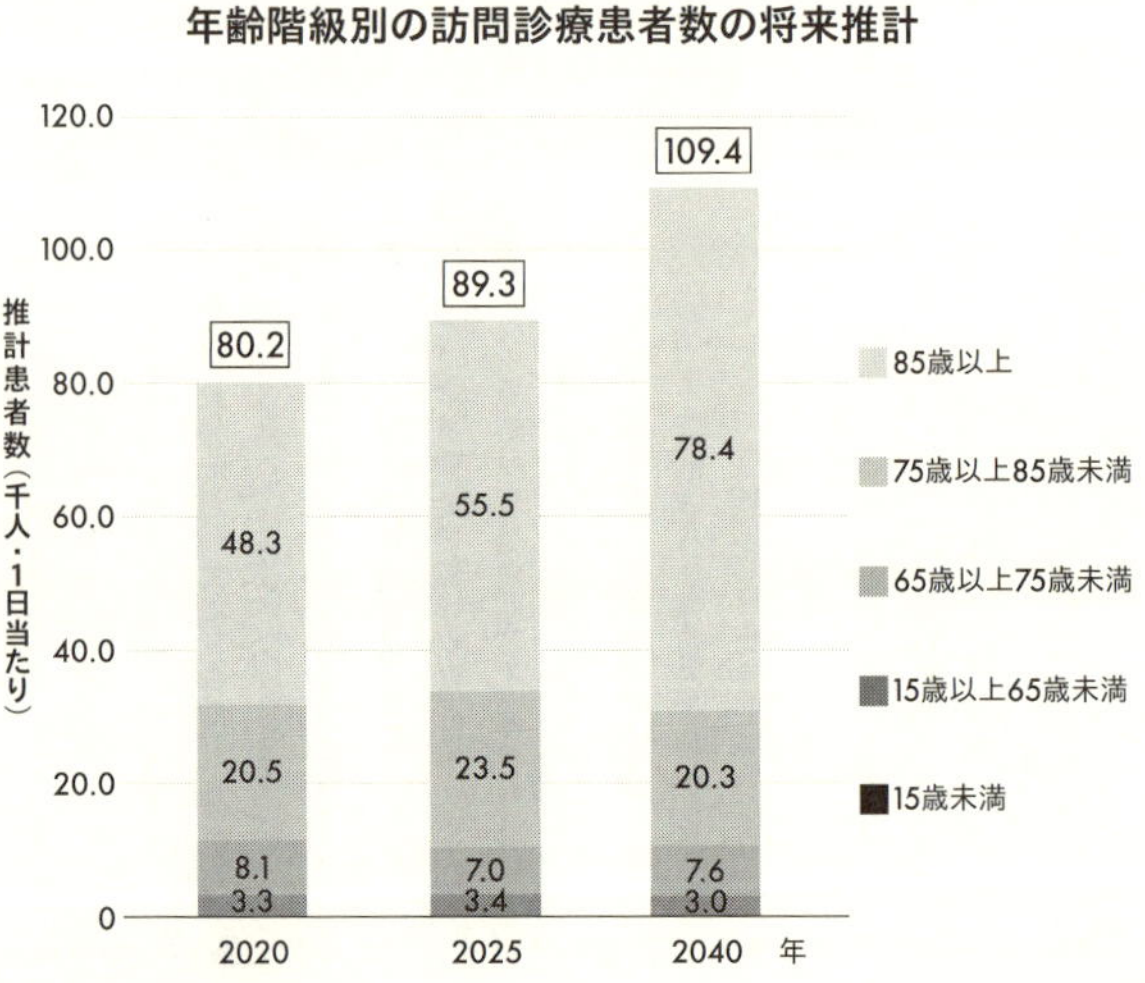

図28　死亡数の動態
※厚生労働省資料[*2]より引用

地域間格差が生じる状況は回避されるべきですし、オンライン診療などの代替手段へのアクセスもより改善されるべきでしょう。特に、今後の医療需要の増加にあたって、必要な分野に医師やスタッフが集まるよう、病院などにおける労働環境や待遇の改善も必要ですし、美容医療・自由診療に過度に医師が流出することも防ぐ必要があります。労働環境の改善にあたっては、多すぎる医療機関を集約化し、交代要員を確保することや、DXや業務の見直しにより、そもそもの労働量を削減し、効率化を図る中で、人手不足の問題にもアプローチできることが望ましいでしょう。

また、国民医療費については、現在の国民皆保険制度を維持していく限り、今後の高齢化と、それに伴う医療需要の増加から、全体の増加は避けられないと考えられます。もちろん、増加の抑制に繫がる方策の検討も並行して実施していく必要がありますが、前述の医療提供体制の確保の観点での政策は医療費増加に繫がる可能性があるものもあるため、やはり総額としての増加は受け入れる必要があります。その財源確保にあたっては、現役世代に過度な負担がかかり、世代間の対立が悪化することのないような方法を検討していくべきですし、少しでも増加を抑えるために医療分野の制度や慣習など変えられるべきところは全て変えていく覚悟が必要であるといえます。

国民皆保険制度は維持すべきか

今後の医療の在り方を考えるにあたって、まず整理すべき論点の一つに、国民皆保険制度を維持すべきかどうか、という問題があります。2024年の出生数は70万人割れとなっており、2023年に国立社会保障・人口問題研究所が公表した将来推計（中位推計）よりも14年早く進んでいます。[*4] これは国民皆保険制度に限らず、年金、介護なども共通するテーマですが、このように驚異的に少子化が進む中で、現役世代の負担が大きい制度をどこまで維持できるのか、ということは誰もが考える論点であると思います。

日本の医療においては、そのほとんどが国民皆保険制度を前提に運用がなされており、簡単にそれを改変できるものではありません。そして、その世界から称賛されてきた評価や成し遂げられてきた実績を踏まえれば、医療の世界において国民皆保険制度そのものを否定する人はいないところです。そのため、本書のように医療の現状について解説する場合、「国民皆保険制度の維持のためには、今後の高齢化において（消費税）増税または保険料の増加が避けられない」という論理が前提となっていることがほとんどです。こうした話を筆者のような医師がすると「国民皆保険制度は医師にとって都合の良い制度だからそのように言っているんじゃないか」、「制度や医療現場を改善せずに、ただ国民に負担増加を求めるのはおかしい」といった批判がくることがあります。こうした問いに対し、きちんと医療側が答えられるのか、という思いをもって本書の執筆を進めてきました。

本書でも述べてきたとおり、国民皆保険制度が成し遂げてきた成果は大きく、医療が多くの人々の健康・生命を支えている重要なものであり、そこへのアクセスを確保する制度が極めて重要であることには疑いはありません。そして、国民皆保険制度は、患者の受診ハードルが低く、受診機会を増やすことから、薄利多売型の報酬体系になり現場が過重労働になりがちであること、診療科の偏在だけでなく、保険診療を抜けて美容医療・自由診療へ抜ける医師が続出しているなどの問題も生じており、医師にとってメリットばかりではないという現状も解説してきました。さらに、国民医療費の総額を減らすのは容易ではなく、今後の高齢化社会においてサービス水準を維持していくためには、国民の負担増加は避けられない、というのもまた事実です。しかし、こうした社会保障制度維持のための負担が大きすぎるあまり、現役世代が経済的に困窮し社会全体の幸福度が下がったり、現役世代が子供を産まない選択肢をとることで少子化が加速したりしてしまうことは、果たして社会のあり方として正しいのか、ということは確かに議論すべき論点だと考えます。

そして、筆者個人の考えとしても、国民皆保険制度は絶対的な存在ではなく、やめるという選択肢があってもいいと考えています。理由は先に述べたとおりで、制度の維持・運用のためのコストが社会をかえって不幸にするような時期がくれば、それは改めるべきだと考えるからです。

世界にはさまざまな幸福・ウェルビーイングの評価・ランキングがありますが、国家・社会の幸福度を測る上では、国民の医療へのアクセス・健康・平均寿命は大抵の場合、重要な要素として扱われています。そのため、それらを担保し、達成してきた国民皆保険制度は間違いなく国民の幸福に貢献してきたといえます。しかし、これらの3点において、間違いなく世界トップレベルのはずの日本は、幸福度ランキングの国際比較で上位にくることはほとんどありません。健康・長寿は幸福の重要な要素ですが、健康・長寿で世界一になっても、世界一幸福とは限りません。すなわち、健康・長寿は社会の目標ではなく、社会が幸福を目指すための重要な手段の一つでしかないということです。

もちろん、既存の幸福度ランキングも完璧なものではなく、欧米人とアジア人の価値観の違いなどを正確に反映していないため、日本人の幸福度が正確に把握されているわけではないという批判もあり、筆者もそのように考えています。ですが、健康・長寿が社会の最重要目標ではなく、あくまで幸福を目指すために〝一定程度〟達成されていなければならない手段の一つだという見方は、矛盾がないと考えています。そのような目線で考えた時に、健康・長寿を最優先とした資源配分によって、かえって社会が経済的に苦しんだり、世代間の対立が進むなどして、幸福でなくなってしまう時期がくれば、今の制度を改変・中止する、という考えは当然あってもいいと思います。例えば、慶應義塾大学総合政策学部名誉教授の印南一路先生は著書の中で次のように述べられています。[*5]

厳しい財政事情があるから医療費適正化を行うのではなく、保険料や税という形で他者の経済的自由を一定程度制限したうえで公的医療保障を行っているのだから、医療費にかけえる財源にはそもそも内在的制約があるのである。(中略)限られた資源の中で、国民の生命と幸福追求の自由を最大限保障するにはどうしたら良いかが真の問題なのであって、現在の国民皆保険をそのまま維持すれば済むというものではない。

他方で、国民皆保険制度については、医療制度の役割を超えて、日本社会の「安定性・統合性」を維持する重要な役割を担っているという指摘もあります。[*6] いざという時に低額で医療にかかれる安心、誰でもどこでも同じ制度を使えるよう互いに支え合うという連帯意識など、こうしたセーフティネットがもつ恩恵は可視化しづらいこともあります。そのため、目につきやすい部分だけを切り取って批判するのではなく、多角的に評価し、時間をかけて理解・議論を深めていく必要がある問題だと考えます。

なお、2024年に三菱総合研究所が5000人を対象に実施したアンケート調査によれば、**図29**のような結果となっております。[*7] この調査結果を見ると、世代による違いはあるものの、国民の半数程度が、現在のサービス給付水準を維持・上げるべきであり、そのための負担増はやむを得ないという回答になっています。この結果を踏まえれば、現在の国民皆保険制度の水準は維持すべきもの、という見方ができるかもしれませんし、徒に制度の信頼を毀損するような言説も控えるべきなのかもしれません。

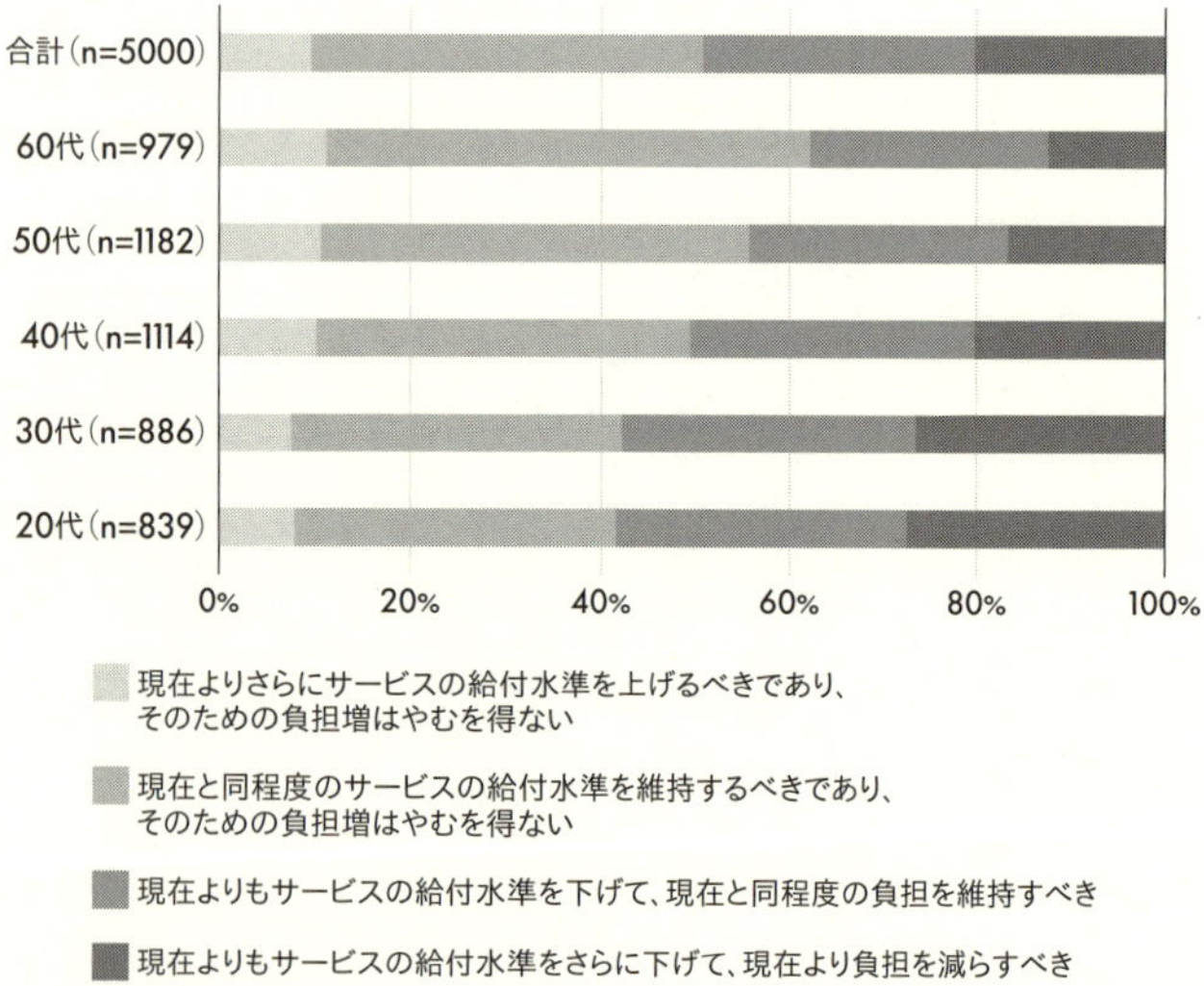

図29　在宅医療需要の増加
※厚生労働省資料[*1]より引用

しかし、他方で国民の半数程度が、現在以上の負担を望まず、サービス給付水準を下げるべきという考えであることもわかります。特に若い世代はこちら側の意見が半数以上となっています。こうした観点で見れば、本書で述べてきたような論点について理解を深め、国民的議論が深まっていく中で、負担を維持あるいは下げるため、サービス給付水準を下げるべき、という意見が多数になる可能性もあるといえます。国民皆保険制度においては、若い現役世代は負担が大きい一方で、医療にかからない人が多いことから恩恵を実感しづらく、ネガティブな見方になりやすい点があることは注意する必要がありますが、民主主義社会である以上、国民の意識・意見は重要です。現状、国民皆保険制度の大幅な見直しを主張する政治勢力は大きくありませんが、昨今の急速に進行する少子化や、現役世代の経済的な困難感など、こうした意見が強くなる要素は今後多くなるとみられるため、このような国民の意見を定期的に把握し、それに応じて制度の変更・アップデートを検討していくべきであると考えます。

以上より、本書では国民皆保険制度の維持を前提として議論していますが、この調査の結果も踏まえ、現在の負担を維持あるいは下げる目的でのサービス給付水準の低下は将来的に一定程度許される余地があるだろう、という見方のもと考えていきたいと思います。

政府の対応方針と課題

当然ながら日本の医療をめぐるさまざまな問題に対して、政府はなにも対応してこなかったわけではなく、さまざまな政策により対応を行ってきました。その全てを列挙はできませんが、いくつか主要な政策を解説します。

まず、2025年までの政策の方向として、2019年に示された三位一体改革というものがありました。前述のように、2040年前後にさまざまなピークがおとずれることが予想されていることから、それまでに医療制度の改革を進めていくことが求められます。そこで、政府では2040年を見据えて2025年までに3つの改革に同時並行で着手していくことを目指してきました[*8]（図30）。

1つ目の「地域医療構想の実現」については、医療施設の最適配置の実現と連携を目標とした政策で、地域ごとに必要な医療需要を基に全ての公立・公的医療機関において、それぞれの病院の役割や必要な規模などを地域ごとに協議した上で設定し、再編・統合・集約化などを目指していくことです[*9]。これにより、病院ごとに提供する医療の効率化や、病院間の役割分担の明確化などにより、地域ごとに医療施設の配置が最適になることを目指すものです。

2つ目の「医師・医療従事者の働き方改革の推進」については、第1章でも紹介したとおり、医師の労働環境改善を目指して、残業時間の上限を設定するもので、2024年度から新制度がスタートしています。

3つ目の、「実効性のある医師偏在対策の着実な推進」については、地域医療構想などに応じて必要な医師が確保されるような偏在対策を行っていくこと、都道府県が医師確保計画を策定し対策をとっていくことなどが求められていました。[*10]

これらの政策は、本書で紹介してきた医療の問題の解決につながるものであり、方向性自体は全く問題ないと考えています。しかし、実際のところ、これまで述べてきたように多くの問題は解決には至っておらずむしろ偏在などは悪化しているものもあり

2040年を展望した2025年までに
着手すべきこと

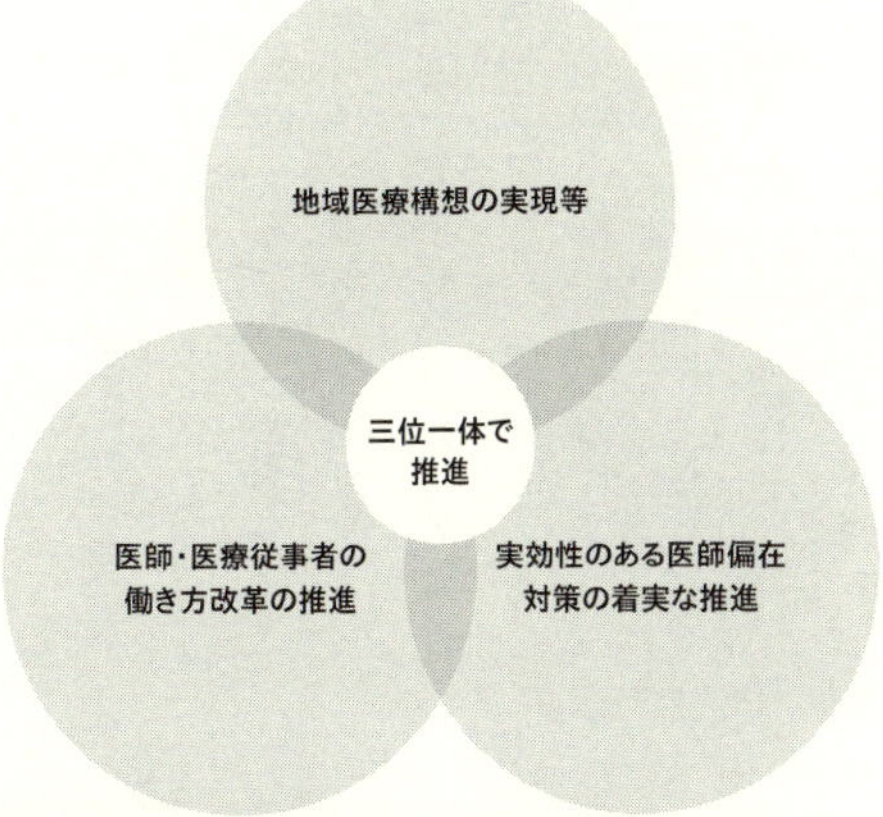

図30　公的保険における医療・介護サービスの給付水準と国民負担について（単一回答）
※三菱総合研究所の調査[*7]より引用

ます。

その一因として、ちょうどこの三位一体改革を進めていく方針が示された翌年の2020年からCOVID－19のパンデミック対応で医療機関が手一杯になってしまったということは挙げられます。そうした混乱の中で、病院の機能分化や偏在などの問題が解決せず、業務量が減らない中で、2024年度から医師の働き方改革が先行してスタートしました。このような順番になったことで、大学勤務の医師の労働時間を削減するため、大学から他の病院への医師の派遣を引き揚げるなど、かえって偏在に繋がってしまうような動きになってしまったという声もあります。[*11] 他にも、2023年12月の国立大学病院長会議の記者会見では、筑波大学附属病院病院長（当時）の原晃先生は、次のように述べています。[*12]

> 三位一体改革で最初にやるべきは地域医療構想調整会議や集約化で、それありきでその後に働き方改革だったたと思う。厚労省もそう想定してたと思うが、逆の順番になって足を引っ張り合っている。

こうした経過や、本書で述べてきたようなさまざまな近年の問題を踏まえて、政府は2

０２４年12月に２つの政策方針・パッケージを打ち出しました。

１つは、「２０４０年頃に向けた医療提供体制の総合的な改革」です（**図31**）。

これは、第１章の最後に紹介した、厚生労働省の医療政策全般に関する審議会である社会保障審議会医療部会で示されました。よって、今後、厚生労働省はこの方針を元に、法改正や、診療報酬改定を進めていく方針になります。これまでの三位一体改革と共通して地域医療構想と医師の偏在対策が主軸となりつつ、医療ＤＸ・オンライン診療の推進と、美容医療への対応が重点ポイントとして含まれている点が注目されます。

また、この方針が社会保障審議会医療部会で承認されたことを受けて、「医師偏在の是正に向けた総合的な対策パッケージ」も公表されました。ここでは**図32**に示した

2040年頃に向けた医療提供体制の総合的な改革

2040年頃を見据えた新たな地域医療構想

- ●入院医療だけではなく、外来・在宅医療、介護との連携、人材確保等を含めた地域の医療提供体制全体の課題解決を図る新たな地域医療構想の策定
- ・病床の機能区分（高度急性期、急性期、回復期、慢性期）について「回復期機能」を「包括期機能」として位置付け
- ●医療機関機能（高齢者救急、地域急性期機能、在宅医療等連携機能、急性期拠点機能、専門等機能、医育及び広域診療機能）の報告制度の創設
- ・二次医療圏を基本とした地域での協議のほか、都道府県単位での協議、在宅医療等のより狭い区域での協議を実施
- ・新たな構想の取組を推進するための総合確保基金の見直し
- ●都道府県知事の権限（医療機関機能報告の創設に伴う必要な機能の確保、基準病床数と必要病床数の整合性の確保等）
- ●厚労大臣の責務明確化（データ分析・共有、研修等の支援策）
- ●新たな地域医療構想に精神医療を位置付ける

医療DXの推進

- ●電子カルテ情報共有サービスの構築・普及、次の感染症危機に備えた電子カルテ情報の利用等
- ●マイナ保険証1枚で医療費助成を受けられる仕組みの整備等
- ●公的DBの利用促進などの医療等情報の二次利用の推進
- ●社会保険診療報酬支払基金を、医療DXに係るシステム開発・運用主体として抜本的に改組　等

オンライン診療の推進

- ●オンライン診療の法定化・基準の明示
- ●オンライン診療受診施設の設置者における提出　等

医師偏在対策

〈医師確保計画の実効性の確保〉
- ●「重点医師偏在対策支援区域（仮称）」の設定
- ・「医師偏在是正プラン（仮称）」の策定

〈地域の医療機関の支え合いの仕組み〉
- ・医師少数区域等での勤務経験を求める管理者要件の対象医療機関の公的医療機関等への拡大等
- ●外来医師過多区域における、新規開業希望者への地域で不足する医療や医師不足地域での医療の提供の要請・勧告・公表と、保険医療機関の指定（6年から3年等への短縮）を連携して運用
- ●保険医療機関の管理者要件

〈経済的インセンティブ等〉
- ●重点医師偏在対策支援区域における支援を実施
  - ▶診察所の承継・開業・地域定着支援
  - ▶派遣医師・従事医師への手当増額
    →保険者から広く負担を求め、給付費の中で一体的に捉える
  - ▶医師の勤務・生活環境改善、派遣元医療機関へ支援

※医師偏在への配慮を図る観点から、診療報酬の対応をさらに検討。
- ・全国的なマッチング機能の支援
- ・医師養成過程を通じた取組

美容医療への対応

- ●美容医療を行う医療機関等の報告・公表の仕組みの導入
  （報告事項）
  - ▶安全管理措置の実施状況/専門医資格の有無/相談窓口の設置状況等
- ・関係学会によるガイドライン策定　等

図31　政府が推進してきた三位一体改革の概要
※厚生労働省HPより引用[*8]

基本的考え方に則り、図33に示した政策を進めていくとされています。[*14]

「2040年頃に向けた医療提供体制の総合的な改革」も「医師偏在の是正に向けた総合的な対策パッケージ」も、根底にある問題意識は、本書で述べてきたものと同様で、向いている方向について異論はありません。これらの政策は多岐にわたっており本書では全てを詳説することはできないのですが、これらの政策で改善できない場合にどうするか、これらの政策が届かない分野をどうするか、ということについて筆者は問題意識をもっています。

例えば、三位一体改革の頃から主軸とされている地域医療構想には、医療体制を大きく再編するほどの強い強制力がないという課題があります。前提として日本の地域医療体制について、一橋大学経済学研究科教授の井伊雅子先生は次のように概括しています。[*15]

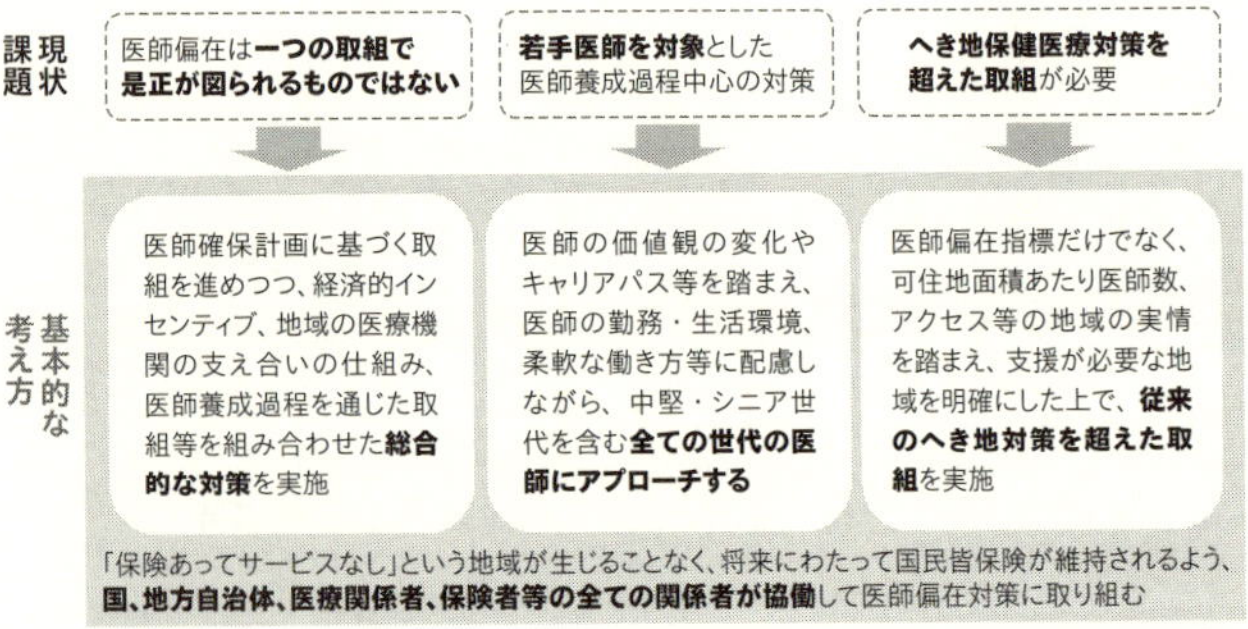
現状課題
医師偏在は**一つの取組で是正が図られるものではない**
若手医師を対象とした医師養成過程中心の対策
へき地保健医療対策を超えた取組が必要
基本的な考え方
医師確保計画に基づく取組を進めつつ、経済的インセンティブ、地域の医療機関の支え合いの仕組み、医師養成過程を通じた取組等を組み合わせた**総合的な対策**を実施
医師の価値観の変化やキャリアパス等を踏まえ、医師の勤務・生活環境、柔軟な働き方等に配慮しながら、中堅・シニア世代を含む**全ての世代の医師にアプローチする**
医師偏在指標だけでなく、可住地面積あたり医師数、アクセス等の地域の実情を踏まえ、支援が必要な地域を明確にした上で、**従来のへき地対策を超えた取組**を実施
「保険あってサービスなし」という地域が生じることなく、将来にわたって国民皆保険が維持されるよう、**国、地方自治体、医療関係者、保険者等の全ての関係者が協働**して医師偏在対策に取り組む
◎医師偏在対策の効果を施行後5年目途に検証し、十分な効果が生じていない場合には、更なる医師偏在対策を検討
◎医師確保計画により3年間のPDCAサイクルに沿った取組を推進

図32　**2040年頃に向けた医療提供体制の総合的な改革**
※厚生労働省資料[*13]より引用

国や地方の財政がこれほど逼迫していても、医療の現場では、民間病院だけでなく、公的病院も自分の病院の経営のことで精一杯だ。現行の医療制度には「地域医療を担う」と言いながら誰も地域医療のグランドデザインを描くモチベーションはほとんどない。

このように、地域医療のプレイヤーである病院は地域医療のグランドデザインに参画するメリットが少ない状況にあります。また、地域医療構想の中で重視されてきた「2025年の必要病床数」においては、厚生労働省が2019年に今後再編統合を検討すべき公立・公的病院として424病院を公表したことがありましたが、自治体病院・自治体関係者の猛反対を受け、事実上棚上げしたという挫折も生じています。[16] 病院の再編・統合・集

医師偏在の是正に向けた総合的な対策パッケージにおける具体的な取組

1. 医師確保計画の実効性の確保
- ❶ 重点医師偏在対策支援区域
- ❷ 医師偏在是正プラン

2. 地域の医療機関の支え合いの仕組み
- ❶ 医師少数区域等での勤務経験を求める管理者要件の対象医療機関の拡大等
- ❷ 外来医師過多区域における新規開業希望者への地域で必要な医療機能の要請等
- ❸ 保険医療機関の管理者要件

3. 地域偏在対策における経済的インセンティブ等
- ❶ 経済的インセンティブ
- ❷ 全国的なマッチング機能の支援
- ❸ リカレント教育の支援
- ❹ 都道府県と大学病院等との連携パートナーシップ協定

4. 医師養成過程を通じた取組
- ❶ 医学部定員・地域枠
- ❷ 臨床研修

5. 診療科偏在の是正に向けた取組

図33 「医師偏在の是正に向けた総合的な対策パッケージ」における基本的な考え方
厚生労働省資料[14]より引用

約化を含む医療体制の改変については、従来の地域医療構想の枠組みだけでは難しく、追加のインセンティブや補償が必要であると考えます。

また、新しい偏在対策の中では、「外来医師多数地域における新規開業希望者への地域で必要な医療機能の要請等」が盛り込まれました。これは、既に診療所が多くある地域で新たに開業する場合、訪問診療や救急など足りていない医療を提供するよう都道府県が要請できるルールを導入し、要請に従わなければ医療機関名の公表や、公的な支援の減額も検討するという内容です。これは今まで自由開業医制をとっていた日本において、開業に関する規制が導入されるという点において画期的な内容でした。他方で、新しい開業がそもそも起こらない、医師から不人気の地域では、そもそもこうした調整が働きにくいことや、都道府県の要請に従わなかった場合の罰則がそこまで強くないことから、医療機関側にとって「何も怖くない」程度のものであるという批判もあります。[*17]

このパッケージの策定にあたっては、罰則を「保険医療機関としての不指定や取り消し(=保険診療ができなくなる)」など強いものにすることや、「地域ごとに医師数の枠を設ける」、「医師過剰の地域は診療報酬を下げる」などの強力な開業規制・偏在対策も提案されていましたが、日本医師会などの医療界の反対が強く、盛り込まれませんでした。[*17・18] 今回の開業規制の妥当性については、医師不足地域における経済的インセンティブなど他の政策と組み合わせて評価していくべきですが、偏在が解消される見込みがなければ、早急に別の方策を検討していくべきと考えます。

提言1：価値の低い医療の削減による医療費抑制について

本書では、さまざまな医療に関する問題を取り上げる中で、改善の方向性について筆者の考えも示しながら整理してきました。本章では、日本の医療において筆者が必要だと考える改革のうち、本書で述べてこなかった点や補足したい点について、いくつか提言を行います。

まず1点目は、質の低い医療の削減についてです。

日本の医療は、国民皆保険制度のため患者の受診ハードルが低く、出来高払い制のため、診察・診療・検査が増えれば医師側も収入が増加する構造になっています。そのため、患者側は軽症でもすぐ受診してしまうという傾向があり、医者側も自らの収入増加の観点だけでなく、患者から不満を持たれてネット上で悪い評価などをつけられては困ることから、患者の満足感のための不要な処方・検査へのブレーキがききにくいという構造があります。

このように、出来高払いだと、不要な医療、過剰な医療が生まれやすいという構造は海外でも共通なようであり、過剰な医療を提供する医者ほど訴えられにくいという指摘もあります。[19]

医療の質は患者の満足度ではなく、健康がどの程度改善されたかという点でみるべきであり、国民医療費の観点からも過剰な医療、エビデンスに乏しく患者の利益が無いまたは有害であるような「価値の低い医療」は可能な限り削減する必要があります。具体的な例としては、ウイルス性の風邪に対し、細菌を殺す（＝ウイルスには効果がない）抗生物質を処方する、というようなものです。この場合、風邪の治療にならないばかりか、抗生物質が腸内細菌を殺してしまい下痢などに繋がるなど有害な可能性すらあります。こうした価値の低い医療については、東京大学大学院医学系研究科ヘルスサービスリサーチ講座特任講師の宮脇敦士先生らが取り組んでおり、レセプトで特定できるわずか33の項目だけでも日本全体で約1000〜2000億円程度の医療費削減が期待できるという結果がでており、[20]政府の議論にも入りつつあるとされています。[21]

このような価値の低い医療を特定し、削減していくことによる医療費の抑制は、患者にとってデメリットがなく、積極的に進めていくべきと考えます。なお、海外の研究では、このような価値の低い医療のリストを作成し、公表するだけでは医療者や患者の行動変容には繋がらなかったという報告もあります。[★22] 前述のように、出来高払いなどの構造によって、過剰な医療・価値の低い医療が生じていることを踏まえれば、単に医療者の啓発だけでは不十分である可能性があります。診療報酬の算定がとれないようにするなど、医療者の行動を決定的に変えるような形で導入することなどが有効かもしれないため、日本においてどのような導入方法が望ましいかというエビデンスも合わせて収集していくことが望ましいと考えます。

提言2：美容医療・自由診療の規制強化について

第2章で紹介したように、美容医療・自由診療が、医師にとって保険診療に従事するよりも高収入を得やすい構造であることから、美容医療・自由診療への医師流出が問題となっています。また、美容医療・自由診療では、保険診療と異なり治療の内容・基準が医療機関によってバラバラであり、患者のトラブル事例なども多数報告されていることから、改善が求められています。

こうした問題への対応として、「2040年頃に向けた医療提供体制の総合的な改革に関する意見」の中では「遵守すべきルール等に則り質の高い医療を提供している医療機関が患者に選ばれるようにすることで、市場の競争原理を通じて、そうでない医療機関が改善せざるを得ない環境とすることを目指すべきである」という意見が示されており、具体的な対応策として関係学会がガイドラインを定めることなどが挙げられています。[*23] もちろんこうした業界全体の質を高めるための取り組みも重要ですが、質の低い医療や問題のある医療を提供していながら高収入を得られてしまうような構造そのものを是正しないと、強制力として十分でない可能性があります。

そこで、一つの方策として、美容医療・自由診療によって生じた副作用や合併症の治療費に対して、実施した医療機関が一定程度カバーすることを求めるような仕組みづくりを提案します。第2章でも述べたとおり、美容医療によって生じた副作用や合併症は、実施した医療機関が対応できないことが多く、他の一般医療機関、保険診療の世界がカバーすることがほとんどです。この点について2024年11月の社会保障審議会医療部会で議論となり、「合併症対応は自由診療」と周知すべきという意見も出ましたが、生命の危機に陥るケースもあるため、他の保険診療の医療機関が合併症に対応することは否定されるべきではないというのが厚生労働省側の見解だったようです。[*23] 確かに、患者側が治療費を払えないなどの理由で生命の危険に晒されるようなことは避けるべきであるとは思いますが、このように「合併症が出たとしても患者は他の医療機関で安くて質の高い治療を受けられる」という日本の医療制度にタダ乗りしている悪徳医療機関の行動を抑制する方法が必要であると考えます。そこで、合併症の治療そのものは他の専門医療機関でしか提供できないにしても、自由診療によって生じた合併症の治療費は保険診療の対象外とし、その費用を患者ではなく、自由診療を実施した医療機関側の負担とするような枠組みにすれば、少なくとも国民医療費が増大することや技術の未熟な医師によるリスクの高い美容医療・自由診療の増加は避けられますし、自由診療を行う医療機関が低リスクで高収入を上げられる構造も是正することができると考えます。とはいえ、いざという時に自由診療を行う医療機関側が支払いを渋って、患者側が困ってしまうようでは意味がありませんし、病院での会計時においてその場にいない第三者に請求することは困難ですから、直接支払わせるというのは現実的でないかもしれません。もし行うとすれば、自由診療を行う医療機関に医療事故時の費用をカバーする民間の保険への加入を求めるなどの枠組みにすることが現実的であるかもしれません。

また、別の方策として、基幹学会などが「エビデンスがない」などの理由から「患者にとって利益がない」もしくは「患者にとって有害である」と認定した医療行為については、自由診療であっても実施できないようにするなどの枠組みを設けることも、質の低い自由診療の規制として必要ではないかと考えます。たとえば、筆者の従事する精神科領域においては、子供の発達障害を対象とした磁気刺激療法（反復経頭蓋磁気刺激：rTMS）を自由診療で実施している医療機関があることが問題になってきました。rTMSは、エビデンスにもとづきうつ病においてのみ2019年6月より保険診療で認可されていますが、それ以前から自由診療において不適切な提供が横行してきました。rTMSは重篤な副作用としてまれにけいれん発作が発現することもあり、保険適用されているうつ病であっても18歳未満への提供は安全性や脳への影響が確認されていないことから実施が認められていません。しかし、18歳未満かつエビデンスの乏しい発達障害に自由診療でrTMSを提供する医療機関が絶えなかったことから、2020年9月に精神科の基幹学会である日本精神神経学会が注意喚起を行い[*24]、2024年4月には日本児童青年精神医学会もエビデンスがなく危険性があり非倫理的であるとの声明を出すなどしてきています[*25]。

このように、精神科の基幹学会をはじめとする複数の学会が、危険であり控えるべきであるとする声明を出しているような医療行為について、自由診療だと制約なくできてしまうという現在の規制は、問題があると言わざるを得ません。国民の生命を守るという観点から、健康被害が出る前にブレーキをかけられるような仕組みづくりが必要であると考えます。

提言3：オンライン診療の一層の普及促進

第3章で整理したように、オンライン診療については対面診療よりも診療報酬上の評価が低く設定されていることから、医療機関が積極的に実施する動きが弱く、普及が進んでいません。しかし、目下日本の医療における最重要課題の一つである、偏在の問題についての数少ない対応策の一つであり、より一層普及を推進していくべきであると考えます。

また、オンライン診療の普及は、ドラッグラグ・ドラッグロスを防ぐためにも必要です。第3章でも少し触れましたが、治験においてもオンライン診療の活用が進んでいます。近年ではスマートフォンやPCなどを用いて被験者自身が健康状態などを記録・評価するシステムが普及しつつあり、これらとオンライン診療などを組み合わせることによって、被験者が治験実施医療機関に行く回数を大きく減らす治験が可能となっています。このような、被験者が治験実施医療機関へ通院せずに、被験者の自宅や近隣医療機関で治験の全てまたは一部を実施する治験は「分散化臨床試験（Decentralized Clinical Trials：DCT）」などと呼ばれ認知されつつあり、治験においてオンライン診療を組み合わせるメリットとして、数多くの点が挙げられています（図34）。

しかし、日本ではオンライン診療自体の普及が進んでいないことなどがあり、DCT自体の実施が困難であるケースが少なくありません。他方で、海外ではDCTがかなり増えてきており、こうした状況が続くことで、DCTを前提とした国際共同治験において日本が治験実施国から外されてしまい、日本での市販・導入が遅れ、結果としてドラッグラグという形で患者に不利益が生じる可能性などの懸念の声も上がっています。[*27] 第1章で述べたように、日本ではドラッグラグ・ドラッグロスの問題がすでに生じていることから、それらを悪化させる要素は取り除く必要があります。そのような観点からも、医療機関がオンライン診療を躊躇なく使えるような環

【治験に参加する参加者】

◎通院負担の軽減および遠隔地からの治験参加が可能となる。

◎疾患や身体障害により定期的な来院が困難である患者の治験参加が可能となる。

◎被験者が有害事象を発言したときに、あらかじめ計画しておくことで、オンライン診療で速やかに医師の診察を受け、適切な処置につなげることができる。

【実施医療機関および治験責任医師】

◎オンライン診療で対面診療を補完することで、患者の安全性モニタリングをより適切に実施することができ、患者の安全管理向上につなげられる可能性がある。

◎有害事象が発生した際に、オンライン診療を活用し速やかに患者の状態を把握できる。

【スポンサー（製薬企業等）】

◎医療機関の立地によらず、被験者を集積しやすくなる。

◎国際共同治験の場合、被験者集積スピードの国際的競争力を維持できる。

◎希少疾患等の被験者集積が難しい治験も、被験者が参加しやすくなり、実施可能性が上がる。

図34　**治験でオンライン診療を取り入れるメリット**
※日本製薬工業協会資料[*26]をもとに筆者作成

境整備が重要であるといえます。

第3章で紹介した筆者らの17の国と地域を対象とした国際比較調査では、公的医療保険の評価においてオンライン診療が対面診療よりも明確に低く設定されている国は日本だけでした。加えて、対面診療とオンライン診療の治療効果が同程度であるとするエビデンスも多数あることから、診療報酬で両者に差をつける妥当性は明らかではありません。よって、対面診療と同等の評価を行うなど、医療機関がオンライン診療を積極的に実施できるようなインセンティブの強化を行うことを通して、オンライン診療の普及を推進していくのが望ましいと考えます。

提言4：人生の最終段階における医療についての意思確認・登録体制の構築

第4章で述べたように、人生の最終段階の医療については、本人が希望しない形での医療が提供されている事例が少なくありません。それを防ぐためには人生会議が有用ですが、その重要性を理解していても、家族間でもなかなか切り出しづらいなどの問題から実践が進んでいません。また、高齢化が進む中で、認知症患者の更なる増加も予想されていますが、認知症が進行すると、遺言をはじめとする本人の意思表明ができなくなる・無効になってしまうという問題もあります。

こうした問題への解決策として、人生の最終段階の医療に至る前の段階、かつ認知症が進行する前の段階において、本人が、人生の最終段階においてどのような医療を希望するかということを記録・登録できるきっかけ・仕組みがあることが望ましいと考えます。例えば、60歳、65歳などの節目の年齢において、人生の最終段階の医療の希望について確認しておくよう行政から通知され、その希望は全国医療情報プラットフォームに登録でき、マイナポータルを通して確認・更新ができるような仕組みにするなどです。

こうした仕組みがあれば、人生会議を行うきっかけにもなりますし、いざ本人が危篤・意識不明になってしまった際に、医療スタッフや家族が、登録された本人の希望を確認することで、本人が望まない医療を提供することを防ぐことができ、結果として家族間の対立防止や、医療現場への負荷軽減などにも繋がることが期待できます。

第3章でも触れましたが、全国医療情報プラットフォームやマイナ保険証についてはいまもなお反対の声もあります。しかし、作って使うことになった以上、活用しメリットを増やしていかないと損だと考えます。

人生会議も全国医療情報プラットフォームも議論がある分野ではありますが、このような両者の組み合わせについては、すでに国政政党である日本維新の会が2024年3月の政策提言の中に入れています。[28] また、類似の政策として、2024年7月の東京都知事選で安野貴博氏が〝自分らしい生き方〟や治療方針をアプリで登録・共有する政策をマニフェストにいれています。[29] このように、政治的にも議論がなされるようになってきているテーマではありますが、これらの論点について大きな批判は観測されていません。よって、政策として検討する余地のある仕組みであり、本書で述べてきた課題解決としても有用だと考えます。

医療の未来を語るために

本書では、現代日本の医療が抱える問題の大枠について摑むことを目標に、横断的にさまざまなテーマを取り上げてきました。他方で、医療に詳しくない方々の理解を助けるため、あえて複雑な制度の解説を省略したり、ざっくりとした解説で済ませてしまったところもあったかと思います。より詳しく勉強したい方がいたら、参考文献に挙げた政府の資料や、本書の中で言及した先生方の書籍などに目を通していただければ幸いです。

本書を通して筆者が主張したかったことの一つが、医療の未来を考える上では、医療以外の分野の方々に関心を持ってもらい、議論してもらうことが必要だということです。例えば、医学部受験過熱が医師の地域偏在に繫がっている事例のように、現在医療で起きている問題を解決しようとする場合に教育など医療以外の分野からのアプローチが必要になる場合があります。また、国民医療費の問題や2040年の就業者数の話のように、現在の医療体制を維持させようとする場合に、医療以外の分野への波及効果を考える必要も出てきます。そのため、医療関係者はもちろん、それ以外の方々も理解を深めていくべき問題だと考えます。

特に、日本全体の資源配分の中で医療をどの程度重視するか、医療体制の維持のためにどの程度現役世代が負担を許容できるかなど、医療を考える上では国家・社会全体の在り方も考える必要があり、日本においてそれらを実現させていくためには政治の場に国民の声を届けることが必要です。2024年の衆院選のように、少数派がキャスティングボートを握ることもあります。これまで政治に関心の低かった方々が、医療について学ぶことを通して、自らの経済的な負担や将来受けたいサービスについて考え、投票などの行動に繫がれば、世の中が変わる可能性があります。おこがましいかもしれませんが、本書がそのようなきっかけの一つになれば嬉しいです。

また、医療分野を志す若い世代、これからの医療を支えてくださる方々にもぜひこうした問題について知り、考えていただきたいと思っています。本書で述べてきたように社会や制度が大きく変わる転換点にあるため、過去の常識が通用しなくなる可能性もあります。上の世代の考えや意見に流されず、これから起こる変化に備えてもらいたいと思います。

なお、本書は一貫して、医療についての課題について述べてきたため、医療全体に対してネガティブな印象を持たれてしまった若い方もいらっしゃるかもしれません。確かに、医師の開業規制などのように、これまでと比べると自由などが制限されることは事実ですし、今後もそのようなトレンドは続いていくであろうことは、本書で述べてきたとおりです。しかし、医療分野特有のやりがいや魅力がなくなるわけではない、ということは強調しておきたいと思います。

最後に少し余談になりますが、筆者は、うつ病を診断するAI医療機器の研究開発に関わっています。この研究ではリストバンド型のウェアラブルデバイスから得られるデータを通して、うつ病の重症度などを評価するプログラム医療機器の開発に向けて臨床研究を行っており[*30]、厚生労働省から優先審査品目として初めて選定されるなど[*31]、画期性や有用性が評価・期待されています。

このような医療機器の開発に至った経緯としては、精神科領域において、人の精神・心理状態を評価するために有用な生物学的指標が確立されておらず、画像検査や採血検査など、臨床現場で実施できる検査を通した客観的な診断・重症度評価ができないという課題の解決を目指していたということがあります。ウェアラブルデバイスから得られる大量の生体データとＡＩを組み合わせることで、評価者の主観によってぶれることのない、客観性の高い診断・重症度評価を行うことが、この医療機器の開発の目的です。

しかし、見方を変えると、このような計測技術とＡＩを組み合わせた人の精神・心理状態の客観的評価というのは、医療だけでなく、商品・サービスの宣伝・勧誘、職場における従業員の健康管理、地域の住民の幸福度評価など、さまざまな分野に応用が可能です。他方で、このようなＡＩ技術による精神・心理状態の評価は、プライバシーをはじめとするさまざまな倫理的問題にもつながりかねず、どの分野でどこまで許容されるのか、ということは議論が必要だと考えました。

そこで、現在所属する東京大学大学院の研究として、日本、ドイツ、フィンランド、アメリカの４カ国の一般市民４０００人を対象に、医療、エンターテインメント、企業、行政の４つの領域（図35）において、精神状態をモニタリングするＡＩ技術が導入された将来についてのシナリオを用いた意識調査を行いました。結果、このようなＡＩ技術の使用については、全ての国の回答者で、医師と結果を共有する形での医療目的の使用が最も抵抗感が少ない、という結果となりました。[*32] 調査の詳細はここでは紹介しきれないのですが、この結果の解釈の一つとして、精神・心理状態などのプライベートな情報であっても、医師であれば共有しても構わない、という専門職としての信頼が背景にあることが考えられます。

この調査の結果から、現在、世界各国で医師は専門家として信頼・評価されており、ＡＩが診断・評価を行うような未来が来てもそのような期待は変わらない可能性が高い、と筆者は考えています。そのような人々の信頼・期待に、医師が、医療が、応え続けられるように、医療の在り方・改善策について考え続けていきたいと思っています。

本書の内容は筆者個人の見解に基づくものであり、所属する組織の公式見解ではありません。

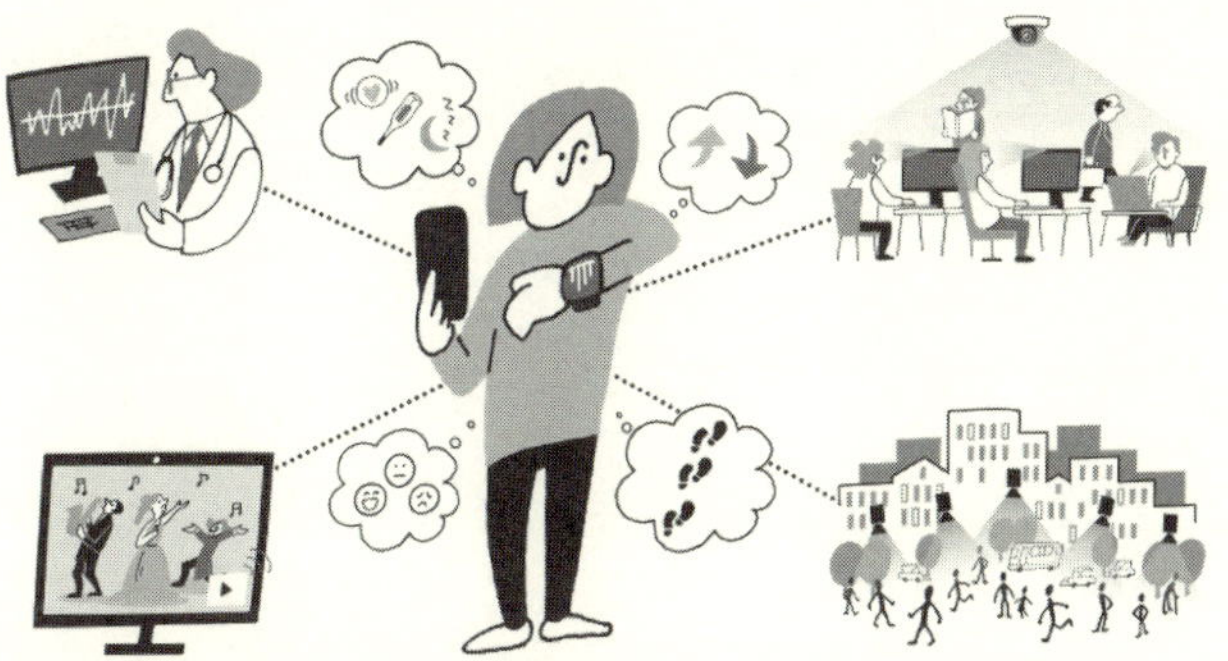

図35　調査に際し筆者が外注して作成したイラスト

参考文献

＊1　厚生労働省、『新たな地域医療構想を通じて目指すべき医療について』
https://www.mhlw.go.jp/content/10800000/001294917.pdf

＊2　厚生労働省、『政策からみた在宅医療の現状について』
https://www.mhlw.go.jp/content/10802000/001090217.pdf

＊3　労働政策研究・研修機構、『早わかり グラフでみる労働の今　産業別就業者数』
https://www.jil.go.jp/kokunai/statistics/chart/html/g0004.html

＊4　東京新聞、「出生数、初の70万人割れへ　24年、1〜11月は66万人」
https://www.tokyo-np.co.jp/article/381537

＊5　印南一路、『再考・医療費適正化――実証分析と理念に基づく政策案』（有斐閣、2016年）

＊6　二木立、『2020年代初頭の医療・社会保障：コロナ禍・全世代型社会保障・高額新薬』（勁草書房、2022年）

＊7　三菱総合研究所、『社会保障制度改革の中長期提言－自律的な医療介護システムへの変革－』
https://www.mri.co.jp/knowledge/insight/policy/i5inlu00000bgh3-att/20240614pec.pdf

＊8　厚生労働省、『医師の働き方改革〜医師の自己犠牲の上に成り立つ医療提供体制からの転換〜』
https://www.mhlw.go.jp/kouseiroudoushou/saiyou/tokusetsu/special/ishi/

＊9 厚生労働省、『地域医療構想について』
https://www.mhlw.go.jp/content/10800000/000686050.pdf

＊10 社会保障審議会医療部会、『医療提供体制の改革について』
https://www.mhlw.go.jp/content/10800000/000509327.pdf

＊11 m3.com、『大学勤務医の時間外規制のみ進めれば「ひずみ」必至――横手幸太郎・ＡＪＭＣ会長に聞く◆Vol.2』
https://www.m3.com/news/iryoishin/1052921

＊12 m3.com.、『「大学病院は破綻に近いこと起きないか」横手・国立大病院長会議会長』
https://www.m3.com/news/iryoishin/1179792?

＊13 社会保障審議会医療部会、『2040 年頃に向けた医療提供体制の総合的な改革に関する意見』
https://www.mhlw.go.jp/content/12401000/001363313.pdf

＊14 厚生労働省、「医師偏在の是正に向けた総合的な対策パッケージ」
https://www.mhlw.go.jp/content/10800000/001363488.pdf

＊15 井伊雅子、『地域医療の経済学：医療の質・費用・ヘルスリテラシーの効果』（慶應義塾大学出版会、２０２４年）

＊16 二木立、『病院の将来とかかりつけ医機能』（勁草書房、2024 年）

＊17 日経メディカル、『開業規制で進むか？　医師の偏在対策』
https://medical.nikkeibp.co.jp/all/weekly/images/20250117_weekly.pdf

＊18 毎日新聞、『医師偏在の是正策　踏み込んだ規制が必要だ』
https://mainichi.jp/articles/20250114/ddm/005/070/055000c

＊19 Jena, A. B., Schoemaker, L., Bhattacharya, J., & Seabury, S. A. (2015). Physician spending and subsequent risk of malpractice claims: observational study.

＊20 Miyawaki, A., Ikesu, R., Tokuda, Y., Goto, R., Kobayashi, Y., Sano, K., & Tsugawa, Y. (2022). Prevalence and changes of low-value care at acute care hospitals: a multicentre observational study in Japan. BMJ open, 12 (9), e063171.

＊21 DST、『The EVIDENCE 2023 LVC 研究を宮脇先生にインタビューしてみた！』
https://dst.or.jp/post-220/

＊22 Admon, A. J., & Cooke, C. R. (2014). Will Choosing Wisely® improve quality and lower costs of care for patients with critical illness?. Annals of the American Thoracic Society, 11 (5), 823-827.

＊23 日経メディカル、『医療部会で美容医療検討会の報告書を了承、「合併症対応は自由診療」との周知を求める意見も』
https://medical.nikkeibp.co.jp/leaf/mem/pub/hotnews/int/202412/586691.html

＊24 日本精神神経学会、『rTMS（反復経頭蓋磁気刺激装置）の適正使用について【注意喚起】』
https://www.jspn.or.jp/uploads/uploads/files/activity/rTMS_20200919.pdf

＊25 日本児童青年精神医学会、『２０２４・04・02　子どもに対する反復経頭蓋磁気刺激（rTMS）療法に関する声明』
https://child-adolesc.jp/proposal/202442/

＊26 日本製薬工業協会　医薬品評価委員会　臨床評価部会、『医療機関への来院に依存しない臨床試験手法の導入及び活用に向けた検討』
https://www.jpma.or.jp/information/evaluation/results/allotment/lofurc0000005jr6-att/tf3-cdt_00.pdf

＊27 長嶋浩貴、「日本におけるリモート治験（ＤＣＴ）の現状と課題」、薬理と治療、50（12）、２１２１－２１２３、２０

22

＊28 日本維新の会、『―医療制度の抜本改革（医療維新）に向けての政策提言書―』
https://o-ishin.jp/health_care_reform/

＊29 安野たかひろ：政策リポジトリ、『【先輩世代】とことん安心の医療・防災』
https://manifest.takahiroanno.com/manifest/care/

＊30 Kishimoto, T., Kinoshita, S., Kikuchi, T., Bun, S., Kitazawa, M., Horigome, T., ... & Yoshino, F. (2022). Development of medical device software for the screening and assessment of depression severity using data collected from a wristband-type wearable device: SWIFT study protocol. Frontiers in Psychiatry, 13, 1025517.

＊31 慶應義塾大学、「うつ病検出・重症度評価支援プログラム「ＳＷＩＦＴ」（仮称）が厚生労働省による初めてのプログラム医療機器の優先審査対象品目に指定」
https://www.keio.ac.jp/ja/press-releases/files/2023/4/10/230410-1.pdf

＊32 木下翔太郎、横山広美、「ＡＩのＥＬＳＩ測定におけるオクタゴンメジャメントの活用――精神医療を例に」、科学技術社会論学会第23回年次研究大会・総会、２０２４年12月

おわりに

前著『国富215兆円クライシス 金融老年学の基本から学ぶ、認知症からあなたと家族の財産を守る方法』（星海社新書、2021年）を執筆した際に印象に残っていることがあります。

当時、執筆経験が浅かった筆者は、良い本の書き方のようなハウツー情報を集めるところからスタートしたのですが、その中の一つに「著者の話（自慢）ばかり書かないこと」というのがありました。前著の初稿を書いた際には、それを鵜呑みにして、著者自身の考えや執筆の経緯みたいなものをほとんど書きませんでした。

しかし、初稿を読んでいただいた星海社の太田克史社長から「これだと調査会社が作ったレポートみたいだ。なぜ木下さんがこれを問題だと思っているのか、なぜこの本を書かないといけないと考えたのか、それを書いてくれないと問題の深刻さや木下さんの熱量が伝わらない」とコメントをいただき、自分の未熟さを痛感しました。

その時の反省も踏まえ、本書では著者が見聞きし考えた内容なども、この時代におけるナラティブな記録として入れさせていただきました。ここでは、本書の執筆の経緯や著者自身のことを少し書かせていただきます。

本書の企画は、2023年2月、前著の執筆でお世話になった太田社長と編集者の片倉直弥さんからお話をいただいたことがきっかけで始まりました。

当初、太田社長からは、世間の医療への関心の高まりに応える「医学部ガイド」のような本を書いてほしい、とご提案を受けました。太田社長と片倉さんには前著の際に大変お世話になっていたこともあり、なにか恩返しせねばとの思いで本を執筆することはお引き受けしたものの、2つの理由から構想に難航してしまいました。

1つ目は、日本の医療について、ポジティブに語り切るための材料が乏しかったからです。当然ながら医療分野は、職業としてのやりがいや魅力は十分にあると思いますし、自分自身それを実感する機会も多くありました。一方で、大学病院の勤務医、大学所属の研究者、学会の委員などを経験し、さまざまな課題が深刻化する現状を肌身で感じるようになっていたため、自分が書ける、書くべき内容はこうしたネガティブな面ではないかと考えました。

2つ目は、日本の医療、という大きなテーマを語る資格があるのか、という点で自信がもてなかったからです。筆者は、他の医師にはない経験を有しており、類書にはない切り口で語れるだろうというアイディアはありました。また、既に功成り名を遂げた方々と異なり、前線に立つ若手の医師・研究者として当事者意識や危機感をもって語れる部分もあるだろうと考えました。しかし、医師の世界の中では若手である自分の考えを、説得力のあるものとして評価してもらうためには、実績や補強材料が不足していると考えました。

こうした理由から、企画の方向性を「現代日本医療の課題」に変えていただきつつ、執筆に移る前に、日本の医療に関する論考を英文学術雑誌で発表することで、筆者の考えが国内外の医師・研究者達の目からみてある程度妥当なものであると承認を受けることを目指しました。

結果として、その分野におけるトップの一流学術雑誌も含む多数の論考を掲載させることができたのですが、学術雑誌の審査や査読は時間がかかることも多く（例えば研究力低下について書いたLancetのレターでは投稿から掲載まで5ヶ月かかりました）、また掲載先がみつかるのに時間がかかった論考もあったため、当初の企画から執筆までだいぶ時間がかかってしまいました。しかし、その間でオンライン診療の研究論文が複数発表でき、2024年度の診療報酬改定にも貢献することができたなど、本書の内容に盛り込める実績も作ることができ、ようやくこのような一冊の書籍にすることができました。ここまで辛抱強く待っていただいた太田社長・片倉様には本当に頭が上がりません。

なお、この本を出したことが、筆者の研究者としてのキャリアにプラスになるのかというと正直わかりません。

例えば、筆者としては日本の医療制度の長い歴史の中で形成されてきた「構造的な」課題を指摘・批判しているつもりでも、一部の当事者や責任ある立場の方々から不興を買うことは避けられないでしょう。とはいえ、現代の日本の医療を語ろうとした際に、多方面に配慮して美辞麗句を並べ立てても何も意味がありません。繰り返しになりますが、本書の意図は、特定の組織・個人を批判することではなく、その背景にある構造的な課題について考え・議論するための材料を提供することに焦点をあてています。

また、人文社会系とは異なり、理系である医学部では英語論文至上主義の価値観が強いため、日本語で論文や著書を書いても業績上ほとんど評価されません。任期付きの特任教員という不安定な身分である自分にとって、この著書のために時間をかけたことは医学部教員として生き残るための賢い選択だったとはいえないと思います。

一方で、日本語で書かないと一般の方々、多くの方々に伝わらないという思いもあります。

そもそも英文学術雑誌が多すぎるので、医師も研究者も多忙で、自分の関心がある論文以外に目を通している人はごく少数です。そうした中で、英文学術雑誌に論考を書いても、同業者ですら届きにくいし、ましてや一般の方々には全く届きません。本書で述べてきたように、これからの日本の医療の在り方は、医師や研究者だけでなく、国民全体として考えなければいけない課題です。そのため、多くの人々に関心をもち、理解を深めてもらうためには、誰かが日本語で整理・発信しないといけないと考えました。

ちなみに、専門的な研究内容や、それらをめぐる課題について人々へ伝え、ともに考え、意識を高めることは、医学だけでなく理系全体として重要なことだと認識されており、このような活動はサイエンスコミュニケーション、科学コミュニケーションと呼ばれています。筆者は、デジタルヘルスのような新しい医療の実装や、医療と社会をめぐる課題について研究する中で、こうしたサイエンスコミュニケーションや、科学と社会をめぐる課題についてより専門的に学ぶことで有効なアプローチに繋げたいと考えるようになり、東京大学大学院学際情報学府に所属し、科学技術社会論を専門とする横山広美先生のもとで2つ目の博士号取得を目指して現在勉強させていただいております。

こうした経緯を辿る中で、自分の経歴や取り組んでいるテーマはだいぶ複雑になってしまっていますが、本書の冒頭で述べたように、世の中のために自分ができることをしたいという方向性自体は変わっていないつもりです。とはいえその時のポジションでできることや自分の能力・適性に限界を感じたり、経験・視野が広がる中で違うアプローチに気づいたり、ということでやっていることや所属は度々変わってしまっています。このような生き方はどこにいっても「外様」になりがちで、元々いたコミュニティからも「転向者」としてみられてしまうため、あまり上手な生き方でもないと思っています。

このように、自分自身、悩み迷いながら生きているので、大上段から日本の医療にもの申せるような立場だとは思っていませんし、そもそも今後研究者として大学で生き残り続けられるかどうかもわかりません。しかし、これまでの経験を無駄にしないためにも、本書で述べてきた問題意識を元に、自分の手の届く範囲で研究・発信を続けていきたいと思います。

最後に宣伝となり恐縮ですが、科学コミュニケーション分野の実践活動の一つとして、筆者はバンダイナムコグループが推進するサステイナブルプログラム「ガンダムオープンイノベーション」に参加し、その活動をきっかけとして電子学術雑誌『地球・宇宙・未来』（英名「Globe, Universe, Next future, Discussions And Mentions」）を創刊し、編集委員長を務めています。誰もが閲覧・投稿可能なオープンアクセスの雑誌として、WEBサイト（*https://www.u-elsi.org*）上で無償公開していますので、よろしければご笑覧ください。

謝辞

私の上司である岸本泰士郎先生には、本書で述べたさまざまな研究に携わるきっかけをいただくなど、日頃より研究における多大なご支援・ご指導をいただいており、深謝いたします。

また、現在所属する大学院の指導教員である横山広美先生には、人文社会系の研究指導のみならず、多数の学際的な研究機会の提供をいただき、研究者としての視野を広げていただいております。厚く御礼申し上げます。

最後に、執筆の機会を与えてくださった星海社の太田克史社長、片倉直弥さん、ならびに本書の制作に関わった皆様、本当にありがとうございました。

星海社新書
330

現代《げんだい》日本《にほん》の医療《いりょう》問題《もんだい》

二〇二五年 三月一七日 第一刷発行

著者 木下《きのした》翔《しょう》 太郎《たろう》

©Shotaro Kinoshita 2025

アートディレクター 吉岡秀典《よしおかひでのり》（セプテンバーカウボーイ）
デザイナー 榎本美香《えのもとみか》
フォントディレクター 紺野慎一《こんのしんいち》
校閲 鷗来堂《おうらいどう》

発行者 太田克史《おおたかつし》
編集担当 片倉直弥《かたくらなおや》

発行所 株式会社星海社
〒一一二-〇〇一三
東京都文京区音羽一-一七-一四 音羽YKビル四階
電話 〇三-六九〇二-一七三〇
FAX 〇三-六九〇二-一七三一
https://www.seikaisha.co.jp

発売元 株式会社講談社
〒一一二-八〇〇一
東京都文京区音羽二-一二-二一
（販売）〇三-五三九五-五八一七
（業務）〇三-五三九五-三六一五

印刷所 TOPPAN株式会社
製本所 株式会社国宝社

ISBN978-4-06-539019-1
Printed in Japan

330
SEIKAISHA
SHINSHO

175

国富２１５兆円クライシス

金融老年学の基本から学ぶ、認知症からあなたと家族の財産を守る方法

木下翔太郎

日本国民の２１５兆円が危ない！　令和日本最大の問題「認知症と財産」を打開する方法とは!?

６００万人以上の認知症患者を抱え、20人に１人が認知症の超高齢社会・日本。認知症患者の資産は既に１４３兆円にのぼり、２０３０年には国家予算の倍を超える２１５兆円に到達するともいわれますが、その一大資産は、認知症の判断力低下を狙った詐欺や悪質商法の格好の標的です。それ以外にも成年後見制度や遺言をめぐる家族内トラブル、企業の不祥事対策など様々な点で「認知症とお金の問題」が注目されています。認知症は完全予防ができず誰もが当事者になりえます。この本ではあなた自身や家族の財産を守るために、認知症の進行前からできることを解説します。

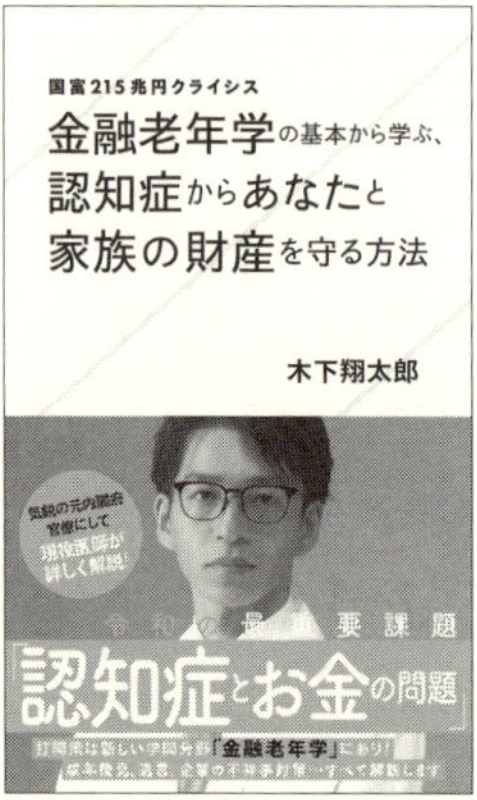

251

電力危機

私たちはいつまで高い電気代を払い続けるのか？

宇佐美典也

現在の電力危機と電力の未来を、百年超の電力産業史と最新のデータで徹底解明！

現在、日本の電力事情は危機的状況にある。エネルギー不足を受けて電気代はかつてなく高騰し、電力不足を告げる警報も一度ならず発出されている。日本経済の未来に大きな影響を及ぼしかねないこの惨状は、２０１１年の東日本大震災以降、具体的なビジョンなきままに進められた日本の電力改革が行き着いた必然の結果である。本書では、１世紀以上にわたり発展してきた電力産業の現在までの歩みを概観し、日本が今後直面する危機の実情を明らかにするとともに、エネルギー業界の第一線でコンサルティングを行う著者が実地で練り上げた、今こそ日本が取るべきエネルギー戦略を提案する。

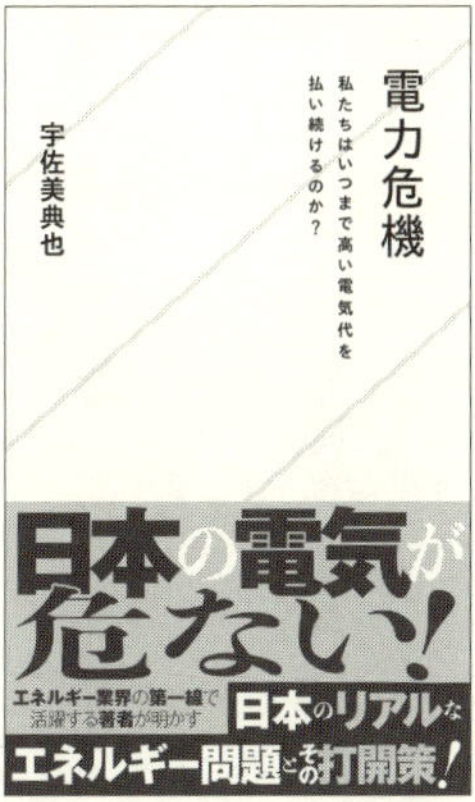

325

教育超大国インド

世界一の受験戦争が世界一の経済成長を作る

松本陽

企画 西岡壱誠

世界一の経済成長を支えるインドの教育産業と受験戦争

人口世界一、GDP世界5位のインドが発展を遂げた鍵は「教育」にある。グローバルな活躍を準備する早期からのIT教育、ベンチャー精神を養う熾烈な受験戦争――グーグルやマイクロソフトのCEOを輩出し、ベンチャー企業数で世界トップクラスを誇るインド経済の本質を、ベネッセグループのインド現地法人で取締役を務めた著者が「教育」を切り口に分析する異色のインド入門書にして、「今のインドは高度経済成長期の日本かもしれない」「インドにいることで、日本の良さを改めて強く感じられるようになった」と唱える著者が、日本とインドの交差点から日本の未来を願う、日本経済復活への提言書。

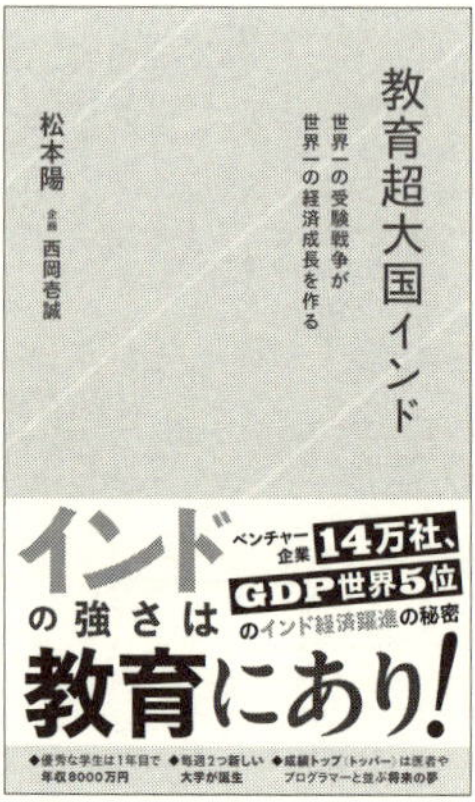

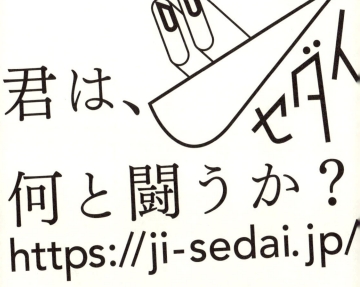

次世代による次世代のための

武器としての教養
星海社新書

星海社新書は、困難な時代にあっても前向きに自分の人生を切り開いていこうとする次世代の人間に向けて、ここに創刊いたします。本の力を思いきり信じて、みなさんと**一緒に新しい時代の新しい価値観を創っていきたい。若い力で、世界を変えていきたいのです。**

本には、その力があります。読者であるあなたが、そこから何かを読み取り、それを自らの血肉にすることができれば、一冊の本の存在によって、あなたの人生は一瞬にして変わってしまうでしょう。**思考が変われば行動が変わり、行動が変われば生き方が変わります。**著者をはじめ、本作りに関わる多くの人の想いがそのまま形となった、文化的遺伝子としての本には、大げさではなく、それだけの力が宿っていると思うのです。

沈下していく地盤の上で、他のみんなと一緒に身動きが取れないまま、大きな穴へと落ちていくのか？　それとも、重力に逆らって立ち上がり、前を向いて最前線で戦っていくことを選ぶのか？

星海社新書の目的は、**戦うことを選んだ次世代の仲間たちに「武器としての教養」をくばることです。**知的好奇心を満たすだけでなく、自らの力で未来を切り開いていくための〝武器〟としても使える知のかたちを、シリーズとしてまとめていきたいと思います。

2011年9月

星海社新書初代編集長　柿内芳文

SEIKAISHA SHINSHO